# 新 脳にいい 5つの習慣

都立駒込病院脳神経外科部長
篠浦 伸禎

# はじめに

日本は、国民皆保険により、どの人もある程度のお金を払えばそれなりの水準の医療を受けることができ、平均寿命においても世界でトップクラスになりました。

しかし、歴史上かつてないほどの高齢化社会になったため、さまざまな問題点がでてきました。

その1つが、認知症などをはじめとする脳機能の低下をいかに防ぐか、どのように治療するかという問題です。

高齢者のみにとどまらず、若い人や働き盛りの人も、人のつながりの薄い競争社会になってきたためか、うつ病や不安神経症などの精神疾患を発症し、それが集中力、思考力といった脳機能の低下につながることもふえてきました。

さらに、脳梗塞《のうこうそく》（脳の血管が詰まって起こる病気）やくも膜下《まくか》出血のような脳の致命的な病気も増加傾向にあります。つまり、脳機能の悪化をどのようにして防ぐかが、日本の取り組むべき大きなテーマの1つになってきました。
脳機能に関しては、ｆＭＲＩ（ファンクショナルエムアールアイ）やｔｒａｃｔｏｇｒａｐｈｙ（トラクトグラフィー。以下カタカナで表記）などの新しい検査法の登場により、多くの新しいことがわかってきました。それが現在の爆発的な脳科学ブームにつながっています。

ｆＭＲＩとは、ひとことでいえば、何かをしたときにどの脳の部位が働いているのかが画像でわかる検査法です。

脳が働けばその部位の血流がふえます。そのため、酸素を組織に運んだあとは、酸素を手放した「還元ヘモグロビン」の濃度がその部位で相対的に下がります。その磁気の変化をｆＭＲＩで検出して、脳の働いている部位を確認するという原理を用いています。

それまでは、頭部の外傷や脳溢血《のういっけつ》（脳内で起こる出血）による症状で、脳の機能局在《きのうきょくざい》（脳のどの部位にどういう機能があるか）を調べていました。

それが、ｆＭＲＩを用いると、健康な人にさまざまなことをしてもらい、そのときにどこの脳が働いているかがわかるのです。それにより、恐怖などの感情が脳のどことかかわっているのか、読み書きのような高次脳機能が脳のどの部位とかかわっているのかが画像で確認できるようになりました。

また、トラクトグラフィーとは、神経線維《しんけいせんい》が脳のどこを走っているのかがわかる検査法です。神経線維に磁場をかけると、その近くにある水は神経線維の方向に動きやすく、神経線維の直角の方向には動きにくいという性質があります。この原理を利用して、神経線維を描き出すことができる方法です。

これにより、従来のように死後脳を解剖して神経線維を確認するのではなく、人間のさまざまな神経線維の働きが生きたままで見えるようになりました。実際の症状と照らし合わせて、神経線維の重要な機能を判別することができるようになったのです。

さらに、fMRIやトラクトグラフィーを用いた検査では、脳のどの場所にどのような機能があるかがわかるだけではなく、その機能が正常に働いているかどうかもある程度判別できます。

そのため、脳の老化や機能低下が脳のどの場所から始まるかが見えてきました。つまり、どんな方法で脳が活性化するのか、脳の病気の原因のみならず、どのような治療法が病気の治療に有効なのかが、病気の初期段階でわかる可能性が出てきたのです。

この本では、脳機能を活性化させる5つの方法を述べます。

本書で紹介する具体的な方法は、**「手作りのニンニク油＝アホエンオイル」「瞑想《めいそう》」「運動」「コーヒーとハーブティー（お茶）」**、そして**「人間学」**です。いずれも昔からあるもので、世界の多くの人が経験しており、実際私自身も経験して有効性を実感したものです。

どれも、比較的容易に習慣として続けることができる方法です。容易にという意味は、方法の簡単さに加え、値段が比較的安いということも含まれます。

そして、その方法の効能に関して脳科学的な裏づけがあるかどうかをできるだけ詳細に調べ、最新の脳科学での報告をまとめるとともに、自分なりの作用機序を推察してみました。

さらに、いくつかの方法に関しては、実際にその方法を試されて症状が改善したというかたに話を伺い、構成した体験談を紹介しています。

もちろん、それぞれの方法によって得られる効果には個人差があります。すべての人に同様の効果が現れるものではないでしょう。しかし、アホエンオイルで物忘れが格段にへった、脳梗塞後の回復が早まった、瞑想でうつ病や依存症が改善したといった実際の声を聞くと、事実のもつ重みが、それぞれの方法の効果に関して、何よりもの説得力を与えてくれていると感じます。

私はずっと、患者さんと接し、実際に治療をする臨床医の立場で脳の働きを見てきました。脳科学的にどんなにおもしろく興味深い発見でも、今苦しんでいる患者さんの治療に役立たなければ、臨床医にとっては無意味です。逆に、理論がわからなくても、症状がよくなればいいというのが、私のスタンスです。

臨床医は、科学が陥りがちな厳密さや緻密さのみにこだわるのではなく、患者さんがよくなるかどうかという大きな目で物事を見るべきだと私は思っています。そのためには、脳科学による解析から治療に行き着くまでの間に、ある程度の飛躍は必要だと感じています。

これらの歴史に淘汰されてきた脳の活性化法は、副作用がほとんどないということも含めて、それぞれ試す価値はじゅうぶんにあります。自分にあった方法を見つけ、それを習慣化することができれば、脳の活性化にプラスになることは間違いないと確信しています。

多くのかたが、本書で紹介する方法で脳を若く保つことを願います。

都立駒込病院脳神経外科部長
篠浦《しのうら》 伸禎《のぶさだ》

# 目次

## 第二章

## 「ニンニク油＝アホエンオイルの摂取」
### ――脳の細かな血液循環をよくする習慣

第三章

## 第四章



## 第五章

## 第六章

装丁・デザイン・DTP　株式会社ユニオンワークス
イラスト　松本麻里

＊本書は、『脳にいい5つの習慣』（2010年刊）を一部修正加筆したものです。

# 第一章

# 覚醒《かくせい》下《か》手術《しゅじゅつ》で見えてきた脳の働き

## 患者さんに意識がある状態で脳の手術を行う「覚醒下手術《かくせいかしゅじゅつ》」

本書の冒頭で、脳の機能局在《きのうきょくざい》（脳のどの部位にどういう機能があるか）を調べる「fMRI」や、神経線維《しんけいせんい》が脳のどこを走っているかがわかる「トラクトグラフィー」といった新しい脳の検査法について説明しました。

しかし、これらの検査法はあくまで画像であり、本当にその脳が働いているかどうかが証明されているわけではありません。そういう意味では、脳外科医は、あらゆる職業のなかで、脳機能の変化を最も身近に、直接確認できる立場にあるといえます。手術をした脳の部位と、手術前後の神経症状の変化で、直接脳の機能局在がわかります。

特に当院（都立駒込病院《とりつこまごめびょういん》）では、「覚醒下手術《かくせいかしゅじゅつ》」という手術法を積極的に取り入れています。覚醒下手術は、文字どおり患者さんに意識がある状態（＝覚醒下）で行う手術で、現在の脳外科手術における最先端の手術法です。

脳には、痛みを感じる痛覚《つうかく》がありません。そのため、皮膚などに局所麻酔《きょくしょますい》をじゅうぶんに効かせると、患者さんはほとんど痛みを感じることなく開頭《かいとう》手術（頭蓋《ずがい》を切開して行う手術）を行うことができるのです。

覚醒下手術では、脳を露出した状態で、患者さんの意識がはっきりしたままで脳の一部に電気刺激を与えたり、実際に脳の腫瘍《しゅよう》を摘出したりします。

手術中の患者さんには、私たち医師と話をすることはもちろん、さまざまなことを行ってもらいます。キーボードを打ったり、線の真ん中はどこか指し示してもらったり、計算をしてもらったり、絵や文字を書いてもらったりするのです。キーボードを打つ早さを測定したり、話の内容や話し方などの反応を見たり、絵や文字の変化を確認したりして、神経症状の変化や反応を調べながら手術を行うわけです。

これまでの脳外科の手術は、全身麻酔をかけ、患者さんの意識がない状態で行われる手術が一般的でした。この場合、手術後に症状が悪化することもままあったのです。これは、脳を摘出したり、周囲の血管を焼いたり、腫瘍から周囲の脳を剥離《はくり》したりすることで現れる症状と考えられ、私もそのように教えられてきました。しかし、覚醒下手術を行うようになってから、脳や血管自体をいじらなくても、脳腫瘍をとる操作そのもので症状を悪化させていることが多いことに気づきました。

脳腫瘍《のうしゅよう》の摘出手術を例にとれば、脳腫瘍の周囲の脳は、腫瘍によって圧迫され、ダウン寸前になっています。ですから、脳腫瘍をとるときのちょっとした圧迫だけでも、症状が悪化しうるのです。腫瘍を摘出する際に、やむを得ず腫瘍の周囲の部分に触ったり動かしたりしますが、そのときに脳の神経回路に傷がついてしまい、結果としてまひや失語症（脳の言語をつかさどる部分に損傷が起こり、聞く、話す、読む、書くといった文字や言葉に関する機能に障害を受ける状態）が残ってしまうのです。また、全身麻酔の手術では、その結果は患者さんの麻酔が覚めてからでないと確認ができません。

一方の覚醒下手術では、腫瘍の摘出中に大事な神経回路を圧迫して機能低下を起こすと、目の前の患者さんにすぐまひが出たり、失語症が出たりするため、手術をそこで中断することができます。

手術中の刺激によるまひや失語症は少し待つと回復することが多く、刺激→反応を見る→悪い反応が出たら症状の回復を待つということをくり返して腫瘍を摘出していきます。先日は、覚醒下手術中に失語症が一過的に悪化した患者さんがいたのですが、その際は失語症を改善させ、さらに元気を出してもらうために、手術に立ち合っていた言語療法士（言語機能のリハビリテーション指導などを行う専門の医療従事者）と患者さんがいっしょに東京音頭を歌ったという例もありました。

こうした覚醒下手術では、手術後に障害が残ることを最小限にくい止めることができます。

覚醒下手術の目的は、腫瘍をはじめとした脳の疾患を取り除くことですが、手術中には、脳に刺激を与えることで起こる患者さんの反応をつぶさに見ることになります。脳の一部に電気刺激を与えたり、腫瘍を摘出したりしながら患者さんの反応を見ていくと、手術中に患者さんの手が突然動かなくなったり、突然眠気をもよおしたりといったことが起こります。つまり、私たち脳外科医は期せずして、脳のどの部位にどんな機能があるかという、脳の機能についての具体的で重要な情報を知ることができるようになったのです。

## 覚醒下手術から見えてきた脳の機能局在

いまだわかっていないことも多いとはいえ、こうした覚醒下手術やｆＭＲＩといった脳の機能を検査する新しい方法の発達により、生きた人間の脳で、どの場所にどのような機能があるかが少しずつわかってきました。

# 脳の構造

**大脳《だいのう》（＝大脳新皮質《しんひしつ》＋大脳辺縁系《へんえんけい》）**

言語、感情、記憶、感覚などをつかさどる脳の中枢。人間の脳全体の80%を占める

**・大脳新皮質（＝人間脳）**

理論や意識された行動、細かい運動など高次の働きをつかさどる最も進化した脳

**・大脳辺縁系（＝動物脳）**

大脳の内側に存在する。怒りや恐怖といった情動、性欲や食欲といった本能に関係する脳

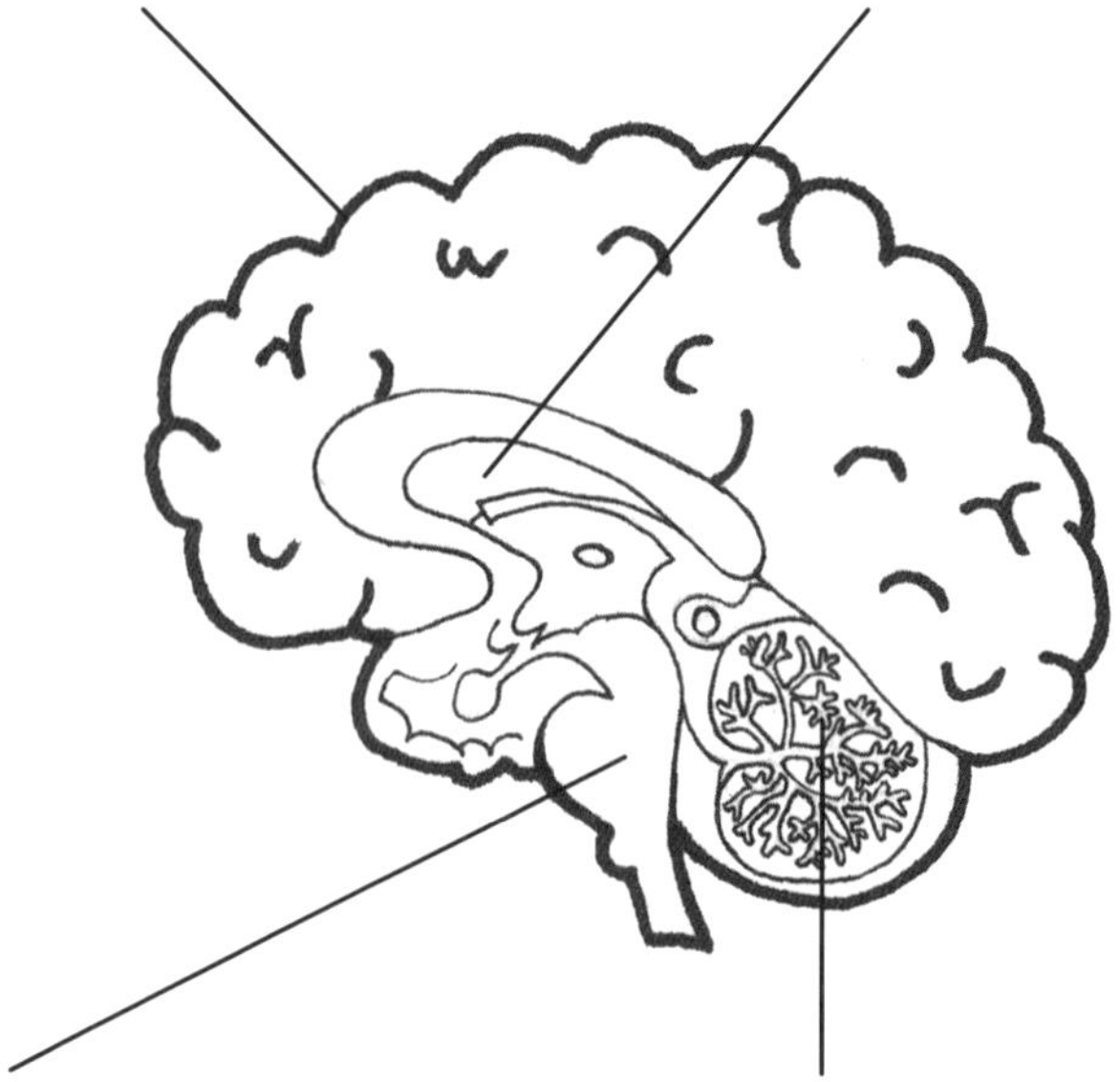

**・脳幹《のうかん》**

鼓動や血圧、呼吸、体温調整など生命活動の基本的な働きをつかさどる

**・小脳《しょうのう》**

手足の動きや筋肉など、体の知覚と運動機能をつかさどる。人間の脳全体の10%を占める

ここで、脳の大まかな構造と機能局在について触れておきましょう。

まず、脳は解剖学的に、大きく3つの部位に分けられます。最も内側の下方にある**「脳幹《のうかん》」**、脳幹を取り巻く**「小脳《しょうのう》」**、そして脳幹や小脳の上側にある**「大脳《だいのう》」**です。

脳幹は、呼吸や睡眠、血流や体温調整といった、生命を維持するための基本的な機能をつかさどっています。

小脳は、主に筋肉や骨からの情報をもとに、運動に関する指令や体のバランスを筋肉に送るための機能をつかさどっています。

そして大脳は、思考や感情、言語など、知性をつかさどる部位です。大脳はほ乳類など高等な生物ほど発達していますが、なかでも人間の大脳は驚異的に発達しており、なんと脳全体の80％を大脳が占めています。大脳は右半球（**右脳《うのう》**）と左半球（**左脳《さのう》**）に分かれており、**「脳梁《のうりょう》」**という神経線維の太い束が左右の大脳半球をつないでいます。思考する、詳細なコミュニケーションを取るといった人間ならではの脳の高度な働きは、この大脳の発達によるものです。

さらに大脳は、大きく**「大脳新皮質《だいのうしんひしつ》」**と**「大脳辺縁系《だいのうへんえんけい》」**の2つに分けられます。

大脳新皮質は、脳の一番外側にあります。脳は、古い原始的な脳に新しい脳を次々と上乗せたような形で進化していきます。ですから、同じ大脳でも一番外側にある大脳新皮質が、最も進化した高度な脳であるといえます。

この大脳新皮質は、感覚や知覚の中枢《ちゅうすう》として、創造力や理性、思想といったより高度で複雑な感情や思考をつかさどっています。運動に関する領域、言語にかかわる領域、視覚情報を処理する領域など、さまざまな機能を持つ部位があり、それぞれが複雑に連携しています。

運動に関する領域など、脳の各部分がそれぞれ独特の機能を持つことは、すでに知られています。手足を動かすなど、筋肉への指令を与えて運動をコントロールする**「運動野《や》」**、言語にかかわる**「言語領《りょう》」**、視覚にかかわる**「視覚領」**など、それぞれの機能に応じた名前がついています。

大脳新皮質は、前から**「前頭葉《ぜんとうよう》」**、**「側頭葉《そくとうよう》」**、**「頭頂葉《とうちょうよう》」**、**「後頭葉《こうとうよう》」**に分けられます。運動野と呼ばれる部分は、前頭葉の一番後ろにあります。最近、画像で、運動野が脳のどこにあるかが正確にわかるようになりました。そのため、手術の計画、たとえば運動野を避けて腫瘍を摘出する、といった作戦が立てやすくなりました。

ほかに重要な脳の領域として、言語領があります。言語領は、通常左半球（左脳）の前頭葉と側頭葉にあります。前頭葉の言語領が障害を受けると、人のいっていることは理解できるのに、自分のいいたいことがいえなくなる（＝運動性失語症）、側頭葉の言語領が障害を受けると、人のいっていることが理解できなくなる（＝感覚性失語症）といった症状が出ます。

そのほかにも、触覚にかかわる感覚領は頭頂葉に、視覚にかかわる視覚領は後頭葉に、聴覚にかかわる聴覚領は側頭葉にあり、入ってきた触覚、視覚、聴覚の情報が、それぞれの領域に運ばれて、処理されていきます。

人間ならではの高度な思想や行動を可能にする脳であり、本書では、この大脳新皮質を**「人間脳《にんげんのう》」**と呼んで紹介していきます。

一方の大脳辺縁系は、大脳新皮質の内側にあります。同じ感覚や感情でも、食欲や性欲、快感や恐れといった、より本能的な情動をつかさどっている部位です。人間が生命を存続させるために自分を守るための機能が集まった脳といえるでしょう。

この大脳辺縁系を、本書では、**「動物脳《どうぶつのう》」**と呼んでいきます。

## 大脳新皮質《しんひしつ》（人間脳）の構造

**・前頭葉《ぜんとうよう》**

判断や決定といった脳の働きに関係する部位。前頭葉の後ろのほうには運動や体の筋肉反応にかかわる「運動野」が、左脳の前頭葉には言語にかかわる「言語領」がある

**・頭頂葉《とうちょうよう》**

皮膚感覚などの触覚にかかわる部位

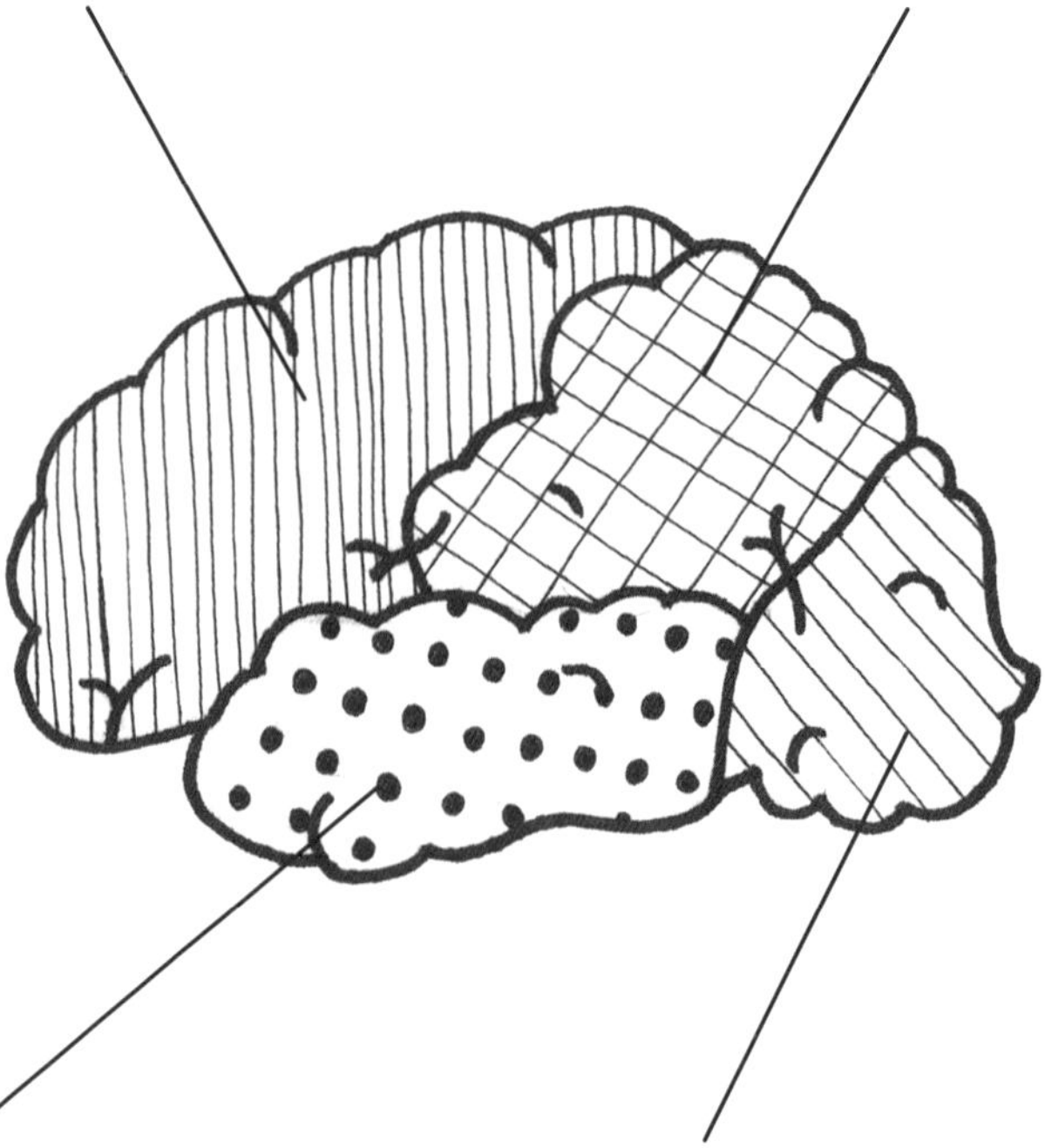

**・側頭葉《そくとうよう》**

聞いた音を認識するなど、聴覚にかかわる部位

**・後頭葉《こうとうよう》**

見たものを認識するなど、視覚にかかわる部位

## 障害が左脳にあると攻撃的になり、右脳にあると元気がなくなる

「脳の働き」という面では、右脳、左脳という左右にも大きな役割の違いがあり、それぞれ独自の機能を発揮していることがわかってきています。

言語領があると先ほどお話しした前頭葉ですが、私の見たところ、同じ前頭葉でも、左右どちらに障害を受けるかで、それぞれまったく違った症状を示します。

左の前頭葉に障害がある場合、言語領にあたる前頭葉の後ろのほうに障害があれば失語症になりますが、前のほうに障害があると、たとえばクイズ番組の答えがわからなくなったり、さまざまな複雑な考えができなくなったりと、考え方の質の低下が見られます。その一方で、一様に気分が高揚していて、まるでお酒に酔ったように多弁になったり、急に怒りっぽくなったりするなど、一見元気に、エネルギーにあふれるかのように見えます。

ところが、右の前頭葉に障害を起こすと、まったく違った症状を示します。一言でいえば元気がなくなります。知的な面では問題がなくても、どこか活気がなく、1つの作業を

するのに非常に時間がかかります。

この左右の違いは、覚醒下手術中ではより顕著になります。左の前頭葉の手術をしていると、不機嫌になったり、攻撃的になったりすることがままあります。一方で右の前頭葉の手術をしているときでは、普通に会話していた患者さんの集中力が急に途切れて眠くなったり、「やりたくない」「家に帰りたい」といい出したりして、手術からの「逃避」反応を起こすのです。

脳に病気や障害がなくても、性格的に「活気はあるけれどあまり考えない人」「思慮深いけれども活気がない人」という人がいますが、これもまたその人が左右どちらの前頭葉をより使っているかの違いではないかと思います。

左脳、右脳の本質は何なのでしょうか。

はっきりしているのは、左脳に言語、右脳に空間に関する機能が集積していることです。

先ほど述べたとおり、言葉を理解したり話したりするための言語領は、一部の人を除いてほとんどは左半球（左脳）の前頭葉と側頭葉にあります。言語にかかわる読み書きの機能や計算の機能も、左脳にあります。

一方の右脳は、注意力や集中力を発揮したり、体を動かしたりする機能が集中していま

## 左脳と右脳にはそれぞれの役割がある

左脳には、言語を使って過去を定着し、合理的に考え、進歩していくための機能が集中している。一方の右脳には、現在起こっていることに対して周囲の人と調和し、現実に注意を集中して対応する機能が集積している。

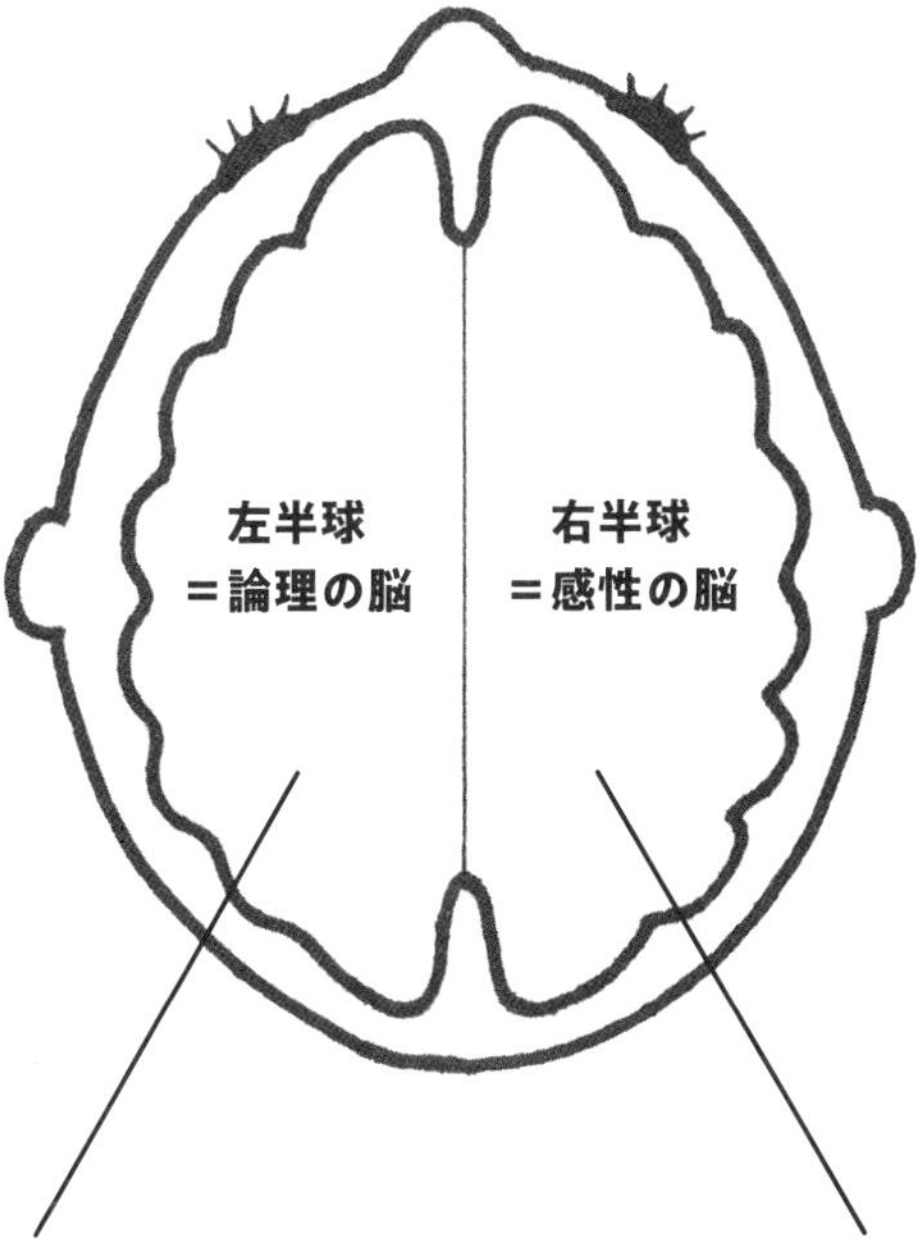


**・左脳にある機能**

・読み書きなどの言語能力
・論理的な思考
・計算などの理数系の能力

**・右脳にある機能**

・想像力や発想力、注意力、集中力といった機能
・絵画や音楽を理解する芸能的な感覚
・他者の表情や感情を読み取る機能

す。私が見るところ、より動物的な、今起こっていること（現実）に対応する機能が集積しています。右脳に障害があると元気がなくなるとお話ししましたが、現実に対応するには、エネルギーや元気が必要です。

つまり、左脳は、言語を使って過去を定着し、未来に向けて、合理的に考え、進歩する機能があり、右脳は、現在起こっていることに対して、周囲の人と調和し、現実に注意を集中して、対応する機能があるといっていいでしょう。

## 脳には6つの発達段階がある

覚醒下手術で脳の機能が劇的に変化するのを目の当たりにすると、脳のそれぞれの領域の機能に関して、法則性があることを実感するようになります。「右は逃避」「左は攻撃」といったような法則性です。

もちろん、脳の機能局在は人によって多少違うので、すべての人に当てはまるわけではありません。しかし、これらの法則を知って脳の機能を見直すと、さまざまなことが理解しやすくなります。

我々の施設では、ｆＭＲＩやトラクトグラフィーを用いた検査や覚醒下手術を行い、また、神経心理科やリハビリテーション科といった他の部門と共同で神経症状の変化を観察して、さまざまな脳の機能局在に関する新しい知見とその法則を発見し、論文で報告をしてきました。

たとえば、こういう症例がありました。覚醒下手術で側頭葉の腫瘍をとっているときのことです。この症例では、腫瘍が右脳の**「下縦束《かじゅうそく》」**という太い神経線維を圧迫していました。右脳の下縦束という神経線維は、今までは機能がわかっていなかったものです。ところが、覚醒下手術中に患者さんに鳥の絵を模写してもらったところ、くちばしだけを別のところに書きました。右側の側頭葉の内側には、**「海馬《かいば》」**などの記憶にかかわる部位がありますが、この手術によって、右脳の下縦束は、目で見た情報を記憶に関係する部位に運ぶ機能があることが示唆《しさ》されたわけです。

こうした覚醒下手術や検査で得たさまざまな症例に加え、過去の神経学、さらにいえば歴史や文学、人間学といったさまざまな学問や資料を調べ、私は脳に関して、６つの発達段階を考えれば、脳全体の働きを説明しやすいのではないかと考えるようになりました。この６つの発達段階は私の仮説ですが、信憑性《しんぴょうせい》の高いものだと思っています。

では、どのような発達段階を脳はたどるのでしょうか。

**①受動脳と能動脳**
**②動物脳と人間脳**
**③左脳と右脳**
**④次元**
**⑤アイデンティティーとバランス**
**⑥統合と拡散**

以上の6つです。最初の4つは脳の領域に基づいた分け方で、最後の2つは脳の使い方に基づいた分け方です。表現法は異なれど、一般にいわれるさまざまな脳の使い方は、この中のどれかに当てはまっているのではないでしょうか。脳の働きと使い方をお話しするうえでわかりやすい考え方だと思うので、それぞれの発達段階を、人間の成長と絡めつつ、順を追って説明します。

## ①受動脳と能動脳

人間の成長の最初に発達する脳の機能です。

脳は神経が集まったものです。神経とは、情報を運び、処理することに特化した組織です。人の脳は極めて複雑な機能が集積していますが、脳神経の機能の基本は、情報を処理することにあります。つまり、情報を入力し、別のところに運び、処理して出力することにあるわけです。

人の脳は、成長とともにさまざまな機能を獲得しますが、最初に獲得する機能は、神経の基本である、情報を得て（＝受動）、その情報を運んで、反応する（＝能動）ことに集約されます。

赤ん坊は、おながすくと泣いたり、母親の顔を見て笑ったりします。これは、「母親がいる」という視覚からの情報を得て（受動）、その情報を神経線維を通じて別の組織に運び、「笑う」という反応（能動）をしているわけです。

受動にかかわる脳の部位は脳の後方に、能動にかかわる脳の部位は脳の前方にあります。成長につれて、受動、能動それぞれの情報量がふえていきますが、このような基本的なことができて初めて、人間としての自立への一歩を踏み出すわけです。

## ②動物脳と人間脳

動物脳と人間脳は、本書全体を通しての大きなテーマになります。

改めていうと、動物脳とは「大脳辺縁系」を指します。大脳の中でも、食欲や性欲、快感や恐れといった、より本能的な情動をつかさどっています。生命を存続させるための機能があり、自分を守るために働きます。

一方の人間脳は、「大脳新皮質」にあたります。創造力や理性、思想といった高度な思考や感情、行動に関連した脳で、人間ならではの思考や行動を可能にしている脳です。

後述しますが、動物脳が反射的に、しばしば過剰に反応してしまうことが、さまざまな病気に関係していることが最近わかってきました。人間脳をいかに発達させ、動物脳をどうコントロールするかが、脳機能を成長させるうえでの非常に大きなテーマになります。

生命活動に深くかかわる動物脳は生まれつき働いていますが、それを包むように発達した外側の人間脳は、子どものころから教育によって発達させる必要があります。ここでいう教育とは、英才教育といったようなものではありません。大人が話しかけることで子どもの言語の発達を促す、してはいけないことをしつけで教え、善悪の判断を養うといった基本的な教育です。実際はあいまいなところも多いとされるオオカミに育てられた少女のような話は特別な例としても、幼少期に適切な教育を受けないと、大人になってから教えても人間脳を発達させることは困難です。

## ③左脳と右脳

学校に行きだすと、勉強が得意な子もいれば、運動ができる子もいます。学年が上がるにつれて、それらの特徴がはっきりしてきます。どちらがいいということではなく、左脳と右脳のどちらをより使っているかが、成長とともに鮮明になってくる過程なのでしょう。おもしろいことに、小児期から思春期には、男の子は主に左脳の、女の子は主に右脳の神経線維が発達すると報告があります。

左脳と右脳の違いについては先ほども述べましたが、ほとんどの人は、左脳に言語、右脳に空間にかかわる機能があり、左脳は攻撃、右脳は逃避の傾向があります。左脳をよく使う人は知的であり、右脳をよく使う人は元気がいいといってもいいかもしれません。左脳と右脳の両方をバランスよく使えるのがいちばんいいのですが、たいていはどちらかに偏りが出ます。

## ④次元

人間は成長するにつれ、より多くの情報を処理して、適切に対応しなければならなくなります。田舎の学校を卒業して都会に就職したと考えてみると、状況がよりはっきりします。

田舎では、そもそも人間の数が少ないうえ、その土地の習慣があったりと考え方も狭くなりがちな面があります。つまり、親や友人と深く向き合う、濃く狭い人間関係の中で生活しているわけです。そういった環境では、「相手中心」の詳しい情報を得て、関係を築いていくことが必要です。これを、「二次元の脳の使い方」と定義しています。

ちなみに、姿形など、相手をただ見たまま、聞いたままの情報で判断・反応するのが「一次元の脳の使い方」です。二次元的な使い方とは、一次元的な見たままの情報ではなく、その人の性格やくせ、考え方や好き嫌いなどのより詳しい情報を入力、記憶して物事にあたることを意味します。この二次元的な脳の使い方は、側頭葉など大脳の下方の神経回路が関係しています。

ところが、都会の企業に就職すると、多くの人間と接することになります。すると、多様な人間関係や多くの情報から、自分に大事なものを選ぶ必要が出てきます。多くの情報に右往左往せず、適切に物事を処理するためには、自分を中心に全体を見て、優先順位をつけて物事にあたらなくてはなりません。こうした自分主体で多くの情報を扱う脳の使い方を、「三次元の脳の使い方」と定義します。これは、頭頂葉などの大脳の上方の神経回路が関係しています。

会社での状態にたとえれば、1つの部署の中で、部長がそれぞれの部員の顔や性格を頭に入れ、部内を回していくのに必要となり、役立つのが二次元の脳の使い方です。これが社長になると、すべての社員の性格や顔を把握することは不可能です。社長は全体を俯瞰《ふかん》でとらえ、部門ごとに優先順位をつけて整理し、必要があればその部門やそこに属する人間を詳しく見ることになります。これが、三次元での脳の使い方です。

一次元から二次元、二次元から三次元へと次元が上がるにつれて、より広い脳の範囲を使うことになり、多くの情報を処理できるようになっていきます。

## ⑤アイデンティティーとバランス

社会に出ると、何か人より優れたところがないと、いい収入を得ることは困難です。個性や独自性といった「アイデンティティー」が必要になります。

たとえば、左脳を使うのが得意で、それを生かして優れた本を書けば作家になります。右脳を使うのが得意で、それを生かして運動能力を磨けばスポーツ選手になります。

しかし、脳の得意な部分だけを使っていると、長い人生では足元をすくわれることが往々にしてあります。ここで重要になるのが「バランス」です。作家も、体を動かして現場を見なければ、読者の胸を打つ真実味のある作品を生み続けることはできません。スポーツ選手もいずれ引退して指導する立場に立つわけであり、そのためには勉強は欠かせません。脳のバランスをとらなければ、長い人生では、破綻《はたん》する可能性があります。

社会に出て生きていくには、脳のアイデンティティーとバランスという難しい問題に直面することになります。

## ⑥統合と拡散

これは、成長の最後の段階というよりも、どの年代でも起こりうる可能性のあることですが、一番大事なことなので最後にもってきました。

人生には、さまざまな波があります。会社の倒産、リストラ、離婚、病気など、突然さまざまな難題が降りかかってきて、それまでの考え方や方法では、現実に対応できなくなることが多々あります。脳の観点から見れば、ある方向に統合して安定していた脳の使い方が、環境の変化などからくるストレスによりバラバラになり（＝拡散）、新しい状況に合わせて、脳の使い方を再度まとめ直す（＝統合）必要に迫られるわけです。

リストラや離婚が原因でうつ病や認知症《にんちしょう》を発症してしまう人もいれば、逆にそれらを踏み台にして人生をよりよいものに変えていく人もいます。もし、よりレベルの高い方向に統合できれば、脳を以前よりさらによく使えるようになるわけですし、もし拡散したままあきらめれば、脳機能が低下し、さまざまな疾患につながるわけです。

脳の統合と拡散をあきらめずにやり続けられるかどうかが、脳を使ううえで最も大事なことではないかと私は感じています。

## 脳機能を低下させる最大の要因「ストレス」

では、脳の6つの発達段階を踏まえて、どんな要因が脳機能を低下させるのかを考えていきましょう。

脳機能を低下させる最大の原因の1つは、第6段階の統合と拡散でお話しした「ストレス」です。

私が脳神経外科医になってかれこれ30年近くがたちますが、原因不明の頭痛やふらつき、不眠といった症状に悩んで来院する人が最近急増しています。

こうした患者さんのほとんどは、脳に腫瘍や梗塞《こうそく》など脳の異常を疑って来院されるわけですが、画像検査を行うと、そういった異常が見つかることはそう多くありません。ほとんどのかたが、なんらかのストレスで自律神経《じりつしんけい》（鼓動《こどう》や血圧など無意識の体の働きをつかさどる神経。体を活動の方向に導く交感神経《こうかんしんけい》と、体を安静の方向に導く副交感神経《ふくこうかんしんけい》の2つがある）のバランスをくずしてしまった状態です。

また、脳卒中《のうそっちゅう》、脳出血、脳梗塞《のうこうそく》、くも膜下《まくか》出血は、ストレスをきっかけにして起こることが多々あります。さらに、親しい人との死別といった大きなストレスが、認知症やうつ病などを引き起こす一因となることも、けっしてめずらしくありません。

認知症やうつ病以外でも、ストレスが脳機能の低下を引き起こし、パニック障害や依存《いぞん》症《しょう》といったさまざまな神経疾患につながっていくと考えられます。人間関係や仕事上のストレスは、私たちが思う以上に人間の心と体に大きな影響を与えているのです。

# 動物脳の暴走がさまざまな脳の疾患を引き起こす

ストレスを受けることで脳はさまざまな影響を受けたり、反応をしたりするわけですが、中でも特筆すべきなのが、第2段階の「動物脳」の働きです。この動物脳は、脳を活性化することに関して、いい意味でも悪い意味でも非常に重要な部位になります。

脳から見ると、ストレスは自らの存在や生存を脅《おびや》かす強敵と同じです。ですから、自らを守ろうとする動物脳が反射的に作動します。この動物脳が過剰に働いてしまうこと（＝暴走してしまうこと）で、さまざまな脳の病気が引き起こされることがわかってきています。

ストレスがかかると、動物脳はさまざまな神経伝達物質を分泌《ぶんぴつ》します。怒りや興奮、不安や恐怖といった感情を伝達するノルアドレナリン、快感ややる気を伝達するドーパミンといった代表的な神経伝達物質の名前は、皆さんも聞いたことがあるかもしれません。

ノルアドレナリンが働く回路には、動物脳の一部を形成する**「扁桃核《へんとうかく》」**という部位が大きくかかわっています。扁桃核は側頭葉の下のほうにあり、アーモンド形をしています。

また、ドーパミンが働く回路には、**「側坐核《そくざかく》」**という部位がかかわっています。側坐核は扁桃核より前方にあり、やはり動物脳の一部にあたります。

これらの神経伝達物質は、強敵（ストレス）から身を守るのに役立ちます。たとえば、ストレスがかかってノルアドレナリンが分泌されることで、恐怖を感じて逃げようとしたり、逆に怒りや興奮が伝わって攻撃に転じようとしたりするなど、強敵に対処する行動のもととなるわけです。

これは強敵に対する脳の正常な働きですが、動物脳が過剰に反応してしまうと、困ったことが起こります。たとえば、ノルアドレナリンの分泌や作用のバランスがくずれてしまうと、恐怖や不安感に襲われるパニック状態になってしまいます。

また、ストレスによる刺激が長く続いたり強くなりすぎたりしてしまうと、不安と恐怖が強くなり、精神的な活力そのものが失われてしまい、うつ病などにもつながっていきます。災害や戦争などを経験したことをきっかけに、扁桃核が異常に反応し、以降ちょっとしたことでも強い不安を感じて日常生活を送れなくなってしまう症例が多く報告されています。いわゆるＰＴＳＤ（心的《しんてき》外傷《がいしょう》ストレス障害）ですが、これも極度のストレスによって引き起こされる症状です。今大きな社会問題となっている引きこもりや自殺の問題も、扁桃核の過剰反応に大きく関係しているといえるでしょう。

ドーパミンも同様です。快感や喜びを伝えるドーパミンは、適切に分泌、作用されればストレスの緩和に役立ち、やる気を引き起こすことができますが、側坐核を中心とした回路の働きがおかしくなったり、ドーパミンが過剰に作用したりすると、より強い快感を与える刺激に依存するようになります。その結果、依存症になったりしてしまうわけです。事実、麻薬などの依存症では、側坐核が過剰に働いていることがわかってきています。

ストレスによって影響を受けるのは扁桃核や側坐核だけではありません。扁桃核の近くにある**「海馬《かいば》」**という部位も、ストレスによって萎縮《いしゅく》してしまうことがわかっています。

海馬は記憶の回路の一部を形成する重要な部位で、短期記憶をつかさどっています。海馬に障害がある患者さんは、子どものころのことは思い出せるのに、昨日のことが思い出せないといった症状が出ます。ストレスがかかると「コルチゾール」というホルモンが分泌されますが、持続的に大量のコルチゾールが分泌されると、海馬が萎縮したり、機能が落ちたりすると報告されており、ストレスがアルツハイマー病や認知症に結びつくことが科学的にも判明してきています。

このように、動物脳は、生命を維持するのに必要な部位である一方で、過剰に働くことで、さまざまな脳の病気を引き起こしているのです。

# 大脳辺縁系（動物脳）の構造

・**側坐核《そくざかく》**

快楽と報酬の神経回路にかかわる部位

・**帯状回《たいじょうかい》**

大脳辺縁系と大脳新皮質の境目にあり、不安をおさえて大脳全体に働きかける部位

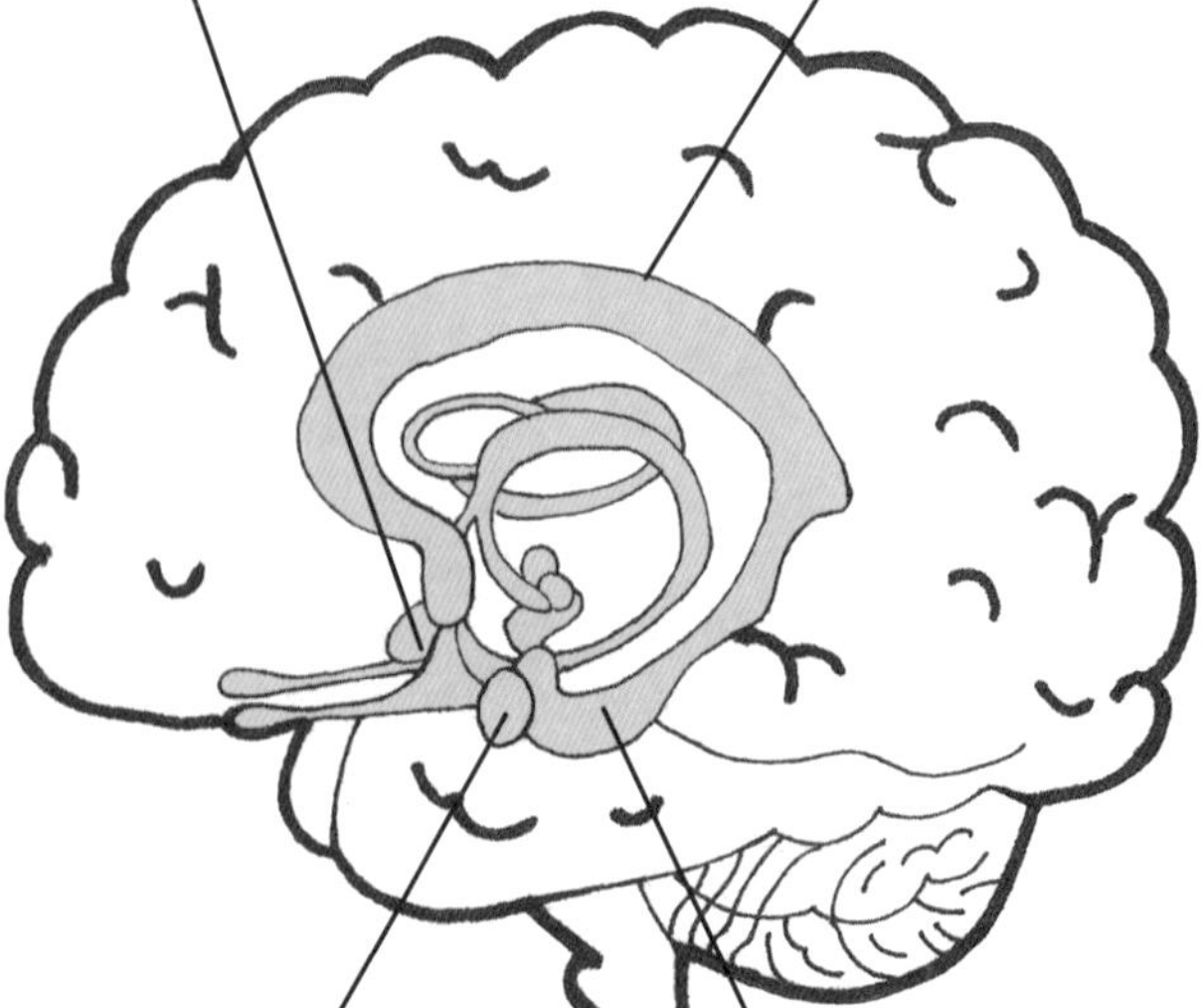

・**扁桃核《へんとうかく》**

不安や恐怖の神経回路に深くかかわる部位

・**海馬《かいば》**

短期間の記憶にかかわる部位

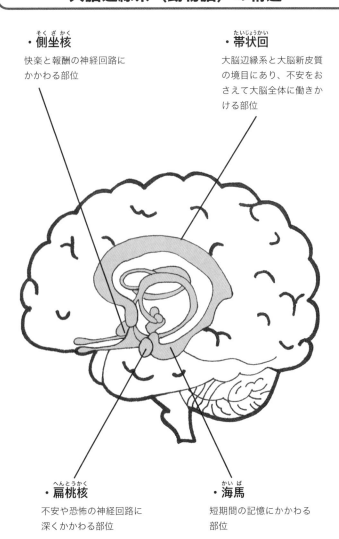

## 自律神経《じりつしんけい》の失調《しっちょう》をきたしている人やうつ病の人は右脳の血流が悪い

そして、脳機能低下にかかわるもう1つの大きな要因が、右脳にあると私は考えます。

同じ大脳でも、左脳に比べると右脳はより動物脳に近く、ストレスがあると逃避反応を起こします。これは先述したように覚醒下手術中の反応で見られた現象ですが、「NIRS（ニルス）」（46ページ参照）という脳の血流の変化を調べる検査や研究でも、はっきりとわかってきました。NIRSとは、生体を透過できる近赤外線を頭皮に照射し、血液中のヘモグロビンの量と酸素飽和度の変化を調べる検査法です。近赤外線は人体に無害であり、CTのように放射線も利用しないため、患者さんに負担が少なく安全な状態で、脳の血流の変化や血管の反応を追うことができます。

先述したように、最近ふらつきや不眠症に悩む患者さんがふえていますが、こうした症状を訴えて来院した患者さんには、まずはCTやMRIと呼ばれる画像検査を行います。

これらは脳を断層的にスキャンして撮影する高性能の画像検査で、脳に腫瘍や動脈瘤《どうみゃくりゅう》（動脈にできた血液のこぶ）といった形状的な異常がないかを調べていきます。腫瘍などが発見されれば手術や放射線治療を行うことになりますが、患者さんの大半には、そうした異常は発見されません。自律神経のバランスがくずれてさまざまな症状が起こる「自律神経《じりつしんけい》失調症《しっちょうしょう》」と診断されるかたがほとんどです。

このように、「脳に関連すると思われる症状はあるものの画像検査では異常が発見できない」人の血管の反応や血流をＮＩＲＳで調べてみると、非常に興味深い傾向が見えてきました（47ページの上下グラフ参照）。

ストレスがあり自律神経の失調をきたしている人は、右脳の血管の反応が異常になり、ただ座っているだけでも血流が低下していくのです。血管の反応や血流が悪いということは、その部分の脳が弱まっている、活動していないということになります。つまり右脳が弱くなっているわけです。ちなみに左脳の血管反応には右脳のような異常は見られません。

では、なぜ右脳だけが弱ってしまうのでしょうか。

右脳には人間を活動の方向に導く自律神経である交感神経の中枢があり、空間の広がりや高さを認知したり、体のバランスを取ったりする機能も右脳に集中しています。右脳が外部からの強いストレスを受け続けると、不安に関係するホルモン（体内の機能を調整する物質）が長時間分泌され続け、交感神経も過剰に刺激されてしまいます。その結果、右脳が疲弊して弱ってしまうというのが、考えられる一番の原因です。

また、先ほど右脳が逃避にかかわるとお話ししましたが、この右脳の血流低下も、1つの逃避反応と考えられます。動物に備わる保身本能は、強敵に遭《あ》ったときに生き延びようと働きます。相手が自分より強いと判断したら逃げようとしますが、その極端な反応として、機能を落として死んだふりをすることもあります。死んだふりをしたほうが、敵の注意を引かず、生き延びる確率が高くなるからです。

人間も、急に大きなストレスを感じると腰が抜けてしまったり、急に眠くなったりすることがあります。夫婦ゲンカの最中に、奥さんが文句をいっている間に旦那さんが寝てしまって驚いたという話を聞いたことがありますが、これは話がつまらない、聞く気がないから寝てしまったのではなく、その現状から逃げ出したいという動物脳の過剰反応で、右脳が機能低下という反応を起こした（＝逃避した）結果と考えられます。

つまり、ストレス→動物脳の過剰反応（→右脳の逃避反応）→脳機能の低下、という図式になります。

動物であれば、自分の身が助かればそれでいいのですが、人間の場合、動物脳の過剰反

# 自律神経の失調をきたしている人は右脳の血管反応が悪い

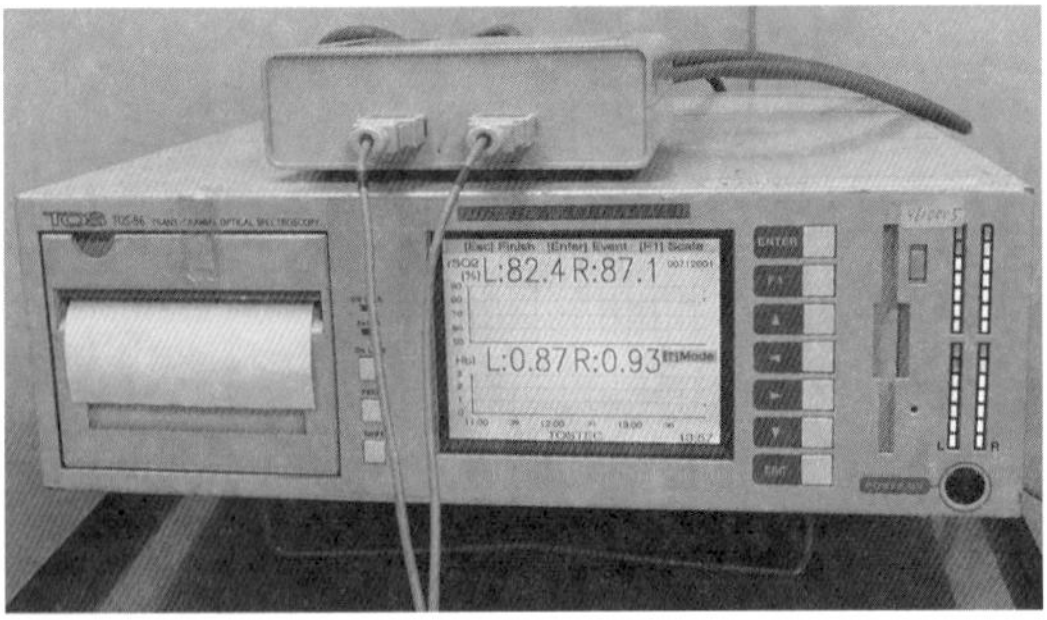


写真上：「NIRS」（TOS96）の本体。画面に時間とともに脳（左右の前頭葉）の血流、酸素飽和度が表示される。

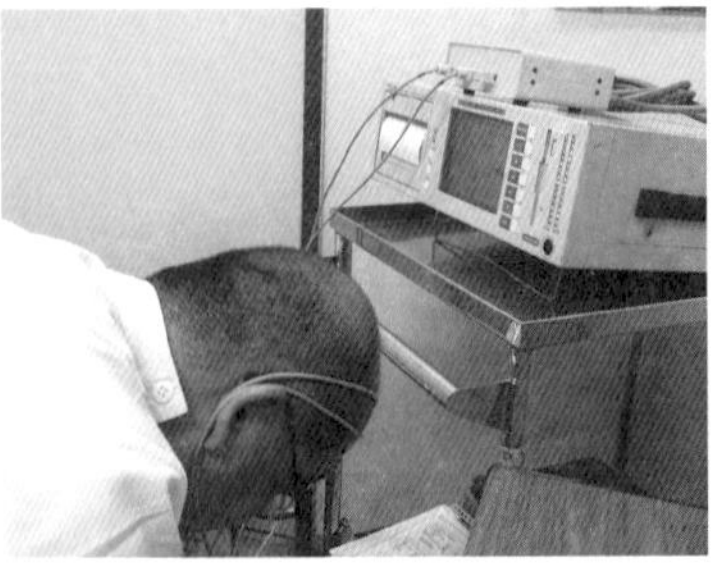

写真左：
NIRSでの検査中。

イスに座った状態でひたいに脳の血流を図るセンサーをつける。さらにひざにつけるように頭を下げ、左右の前頭葉の血流、酸素飽和度を調べる。通常、頭を下げると脳の静脈の圧力が上がるため、血流が増加する。一方、血液内の酸素濃度を一定に保つために酸素飽和度は反射的に下がる（左ページ上のグラフ参照）。ところが、ストレスがあり自律神経の失調をきたしている人を調べると、頭を下げても血流は増加せず、むしろ血流が下がっていってしまう（左ページ下のグラフ参照）。

## ●正常な人の血流と酸素飽和度

頭を下げると血流が上がり、酸素飽和度が下がる。

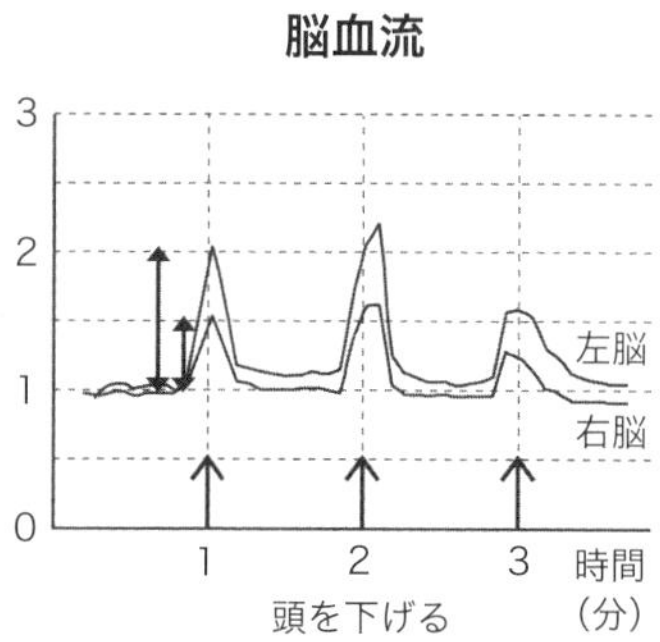


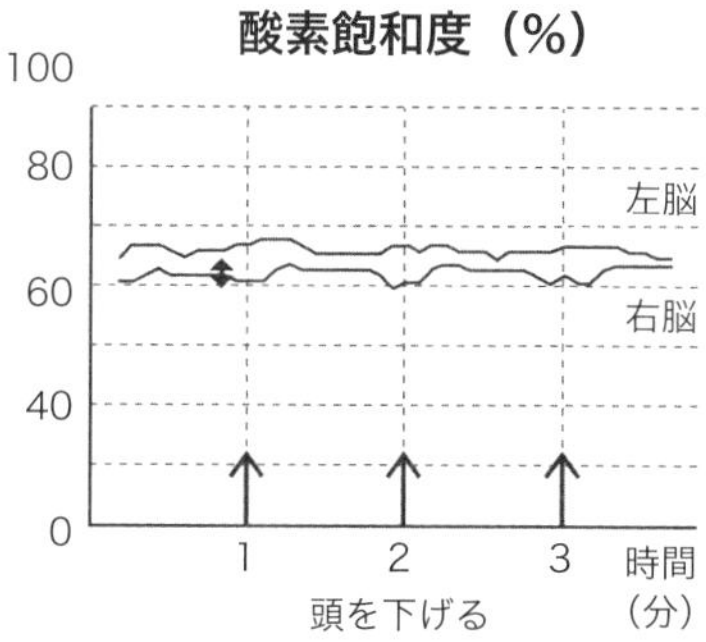


## ●ストレスがあり自律神経の失調をきたしている人の血流と酸素飽和度

座っているだけで右脳（右前頭葉）の血流が下がり、
頭を下げても血流の増加が見られない。

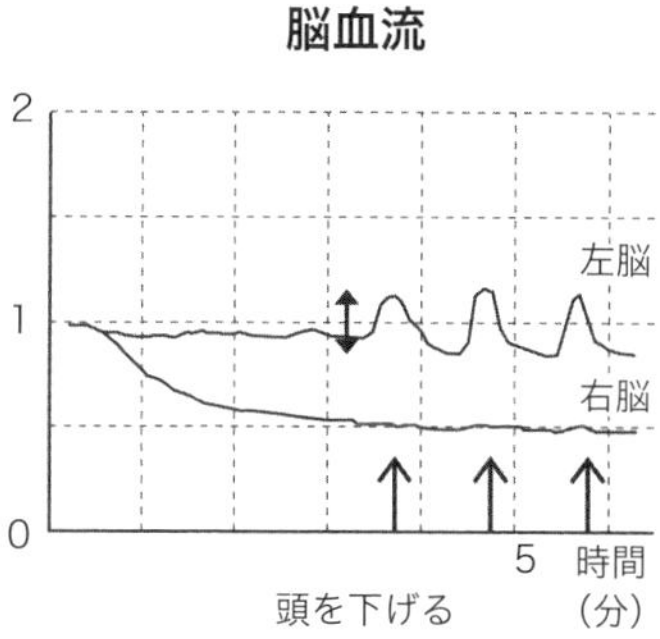


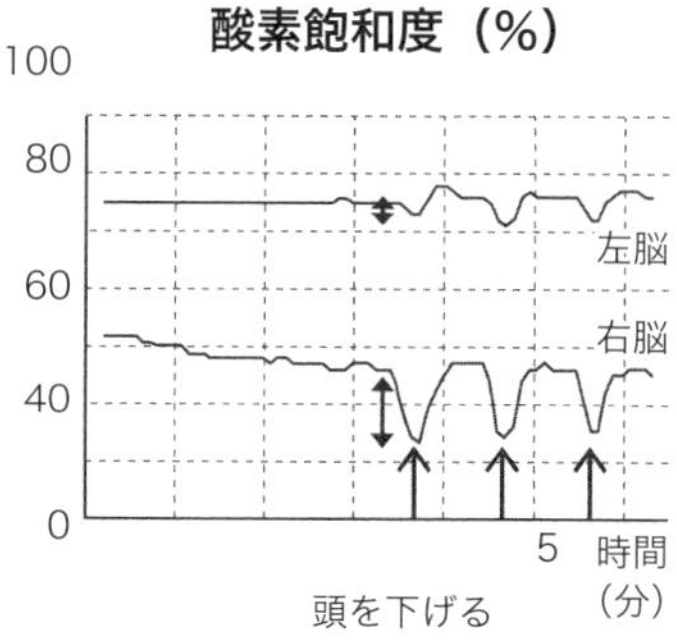

応や逃避行動は、社会の中でまた別の受け取り方をされ、新たなストレスの原因となって
さらにその人を追い詰めることにもなりかねません。事実、先ほどのご夫婦も、「話を聞く気もないのか」と、奥さんの怒りがさらにエスカレートしてしまったそうです。

また、NIRSで脳の血流を調べていくと、個人個人で脳の使い方にくせがあることを感じます。脳の発達段階の第3段階にあたる「左脳と右脳」の使い方から、この人は左脳を使っているな、この人は右脳を使っているなと推測しながら検査を行ってみると、予想通りそちらの血管の反応がいいことが多いのです。つまり、ふだんから使っている脳ほど血流がよく、活性化しているわけです。

ここに、第5段階で述べたバランスの問題がかかわってきます。脳の使い方に得意不得意な部分があったり、より活性化している部位があったりするのは個性として大切なことですが、あまりに偏りがあると、脳のバランスがくずれてしまいます。

仕事でも人間関係でも、人はさまざまな手段を講じてストレスに対処していくわけですが、脳のバランスがくずれていると、取れる手段の幅が狭くなります。

たとえば、通常左脳だけを使っているような人は、コミュニケーション力が下がるためか友人が少なかったり、悩みを相談することが難しかったりして、うまく発散することが

できずに内へ内へとこもってしまいがちです。うつ病の人も右脳の血管の反応が異常なことが多いのですが、これもその一因と思われます。

かといって、右脳だけが発達していればいいというわけでもありません。右脳だけを使っている人はストレスに対応するための知恵や知識が少なく、深く考えないためいい結果が得られないことになりかねません。第1段階から第4段階までの成長過程で脳が大きくバランスをくずしていると、ストレスで弱い部分の血流が落ちて、脳の病気になる可能性もあると私は感じています。

## 脳機能を改善させる5つの方法

ここまでお話ししてきた脳機能が低下するメカニズムや、脳の6つの発達段階をふまえると、どうしたら脳を活性化できるのかということが見えてきます。

脳のバランスを取る、血流をよくする、脳の使い方のレベルを上げる。そして何より、ストレスによる動物脳の暴走を防ぐ。これらが可能になれば、必然的に脳の機能は上がっていくと考えられます。では、そのためにどんな方法を用いればいいのでしょう。それが、この本のテーマになるわけです。

「瞑想」によって**「帯状回《たいじょうかい》」**という脳の部位が大きくなり、活性化することが最近の研究でわかってきました。帯状回は、動物脳の中にあり、過剰反応してノルアドレナリンを分泌する扁桃核をコントロールする作用があると推測されています。つまり、瞑想で脳の機能低下を防ぐ動物脳の暴走をくい止めることができるわけです。また、さまざまな食品が脳機能を改善することもわかってきています。「ニンニク」は認知症を改善する作用があります。「コーヒー」はパーキンソン病の予防に役立ちます。「運動」も、左右の脳のバランスを整え、認知症の予防に役立ちます。これらはすべて、さまざまな脳の部位の血流をよくして、脳機能を改善しているのではないかと推測されます。さらに、「人間学」を勉強することにより、脳がストレスに強くなり、脳機能の低下を予防しやすくなります。

次章から、これらの方法について、具体的にどういう症状がよくなり、その原理はどのように考えられているかを、科学的な報告と体験談をふまえて述べていきます。本書で紹介する方法を実践することで、脳全体の機能とバランスがよくなり、ストレスに強くなるはずだと、私は信じています。

第二章

# 「ニンニク油＝アホエンオイルの摂取」

## ——脳の細かな血液循環をよくする習慣

## 手作りの「ニンニク油＝アホエンオイル」を外来で推薦

脳を活性化する習慣の１つ目として紹介するのが、手作りのニンニク油（以下「アホエンオイル」と表記）の摂取です。

ニンニクは、古くは古代エジプト時代から薬として栽培されており、世界のさまざまな地域においても、料理の食材として広く使われています。疲労回復、カゼ予防などの効能があり、健康を維持するにも有用な食品であることも知られています。

そのなかで、より強力な作用がある「アホエン」という成分が注目されています。アホエンは、スペイン語でニンニクを意味するａｊｏ（アホ）に由来しています。アホエンは生のニンニクにはほとんど含まれておらず、細かく刻んだニンニクをオリーブオイルに漬け込むことで溶け出してきます。また１００℃以上の高温で壊れてしまうという特徴があります。

作り方は後ほど（58ページ～）詳しく述べますが、アホエンオイルを摂取することで、脳の機能を活性化することができます。

必要な材料はニンニク3片とオリーブ油150㎖のみ。材料費も安価で、しかも自宅で簡単に作ることができるにもかかわらず、さまざまな強力な薬効作用があります。

アホエンオイルはきわめてお得な、自作できる健康食品なのです。

私とアホエンオイルとの出合いは、私の外来に通っていらした患者さん（71ページ体験談参照）から勧められたのがきっかけです。彼女から現物をいただいて自分で飲んでみたところ、思いがけない効果を実感しました。

私は、そのころ年のせいか不摂生のせいか、午前中からだるく、手術をはじめとする脳外科医の激務どころか、ふだんの外来をこなすのもやっとといった状態でした。アホエンオイルを知ってから、私は毎朝、ふだんは普通の大さじで2〜3杯、今日は仕事が厳しいなと思うときは4〜5杯を飲むようにしています。

すると、飲んでから2〜3時間もすると、体が少し熱くなるのです。それとともに、仕事に取り組む活力が上がる感じがあり、飲む量にもよりますが、ほぼ夕方までその感じを維持することができます。

自分自身で効果を実感してからは、外来でも患者さんに勧めるようになりました。大きな理由は2つあります。まずは材料から見て副作用が考えにくいこと。もう1つは安上がりだからです。どんなに体にいい方法であっても、習慣にしなくては効果は現れません。習慣として続けるにあたり、副作用がないこと、お金がかからないことは非常に重要な要素になります。

## 微小循環《びしょうじゅんかん》を改善することで薬以上の効果を発揮

こうして患者さんに勧めるようになったところ、医学的に見てもさまざまな症状が改善して、多くの驚くような効果が報告されるようになったのです。

たとえば、脳の血管が狭窄《きょうさく》（狭まってしまうこと）していたのが、アホエンオイルを摂取するようになってから改善したかたがいます。もちろん、脳梗塞《のうこうそく》が完全になくなったり、血管自体が硬くなってしまう動脈硬化《どうみゃくこうか》で狭窄している血管を拡張したりするのは難しいでしょうが、ストレスなどで機能的、一時的に狭窄を起こしている血管に対しては有用であると考えられます。

また、いずれのかたも、アホエンオイルを服用することでめまいや記憶力が改善し、感染症にかかりにくくなり、元気になっています。

その作用機序《さようきじょ》（作用のメカニズム）として私が考えているのが、「微小循環《びしょうじゅんかん》」の改善です。微小循環とは、簡単にいえば毛細血管の血流、微少な血液循環のことです。ニンニクには、この微小循環をよくする作用があります。脳の組織や細胞は、微小循環である毛細血管から酸素や糖を得て活動しています。ですから、微小循環がよくなるということは、脳の細胞が活動するためのエネルギーを得やすいということになります。

第1章でもお話ししましたが、よく使っている脳の部位や活性化している部位ほど血流はよくなります。逆にいえば、脳の血流が悪ければ機能は落ち、機能が落ちれば血流も悪くなります。アホエンオイルで微小循環がよくなることで、ひいては脳の神経の活動を活発にし、めまいや記憶力を改善していると考えられるのです。

さらには、アホエンオイルによって神経活動が活発になることで、脳がストレスに強くなっていくと思われます。

アホエンオイルを摂り続けている患者さんの中には、5年前に発症した脳梗塞の後遺症《こういしょう》で言葉が出なかったのが少しずつ出るようになり、現在ではアホエンオイルを手元から離さず、1日3万歩も歩くまでに回復されたというかたもいます。

これほどの効果があり、しかも副作用がない薬を私は聞いたことがありません。人類の叡智《えいち》ともいうべき食品の威力《いりょく》と、それを科学的に改善したことの偉大な効果には、私も目を見張るばかりです。

## 脳機能の改善以外にも効果がある

古代から現代まで、世界の広い地域で「元気を出す食品」として用いられたことが、ニンニクが健康にいいことの動かぬ証拠であると考えられます。

加えて最近では、医学的、科学的にもニンニクの効果が証明されてきました。ガンと心臓病、脳卒中が三大死因といわれていますが、それぞれの病気に対して、ニンニクに予防作用のあることがわかってきているのです。実際に報告、証明されているニンニクの効果には、次のようなものがあります。

### ●ガンを予防する

ニンニクによって免疫力《めんえきりょく》（病気に抵抗する体の働き）を上げることが関係しています。

### ●心臓病を予防する

ニンニクの成分が悪玉コレステロールや血小板《けっしょうばん》（血液中の成分）の凝集《ぎょうしゅう》（集まって固まること）を抑制し、動脈硬化の進行を防ぐことができるためです。

## ●脳梗塞を予防する

脳梗塞とは、脳の血管が詰まり、そのため脳の一部が死んでしまう病気です。脳梗塞の大きな原因のひとつが動脈硬化なので、ニンニクの摂取により予防効果があると考えられます。また、動脈硬化の要因のひとつとして活性酸素《かっせいさんそ》（病気や老化のもととなる有害な物質）が細胞を破壊することが推測されていますが、ニンニクに活性酸素の働きをおさえる作用（抗酸化作用）があるため、脳梗塞の予防に役立っているといわれています。

## ●認知症を予防する

ニンニクに、細胞の老化をおさえる作用があるためです。

また、認知症だけでなく、アルツハイマー病の予防にも効果があると報告されています。この報告では、ニンニクの水に溶ける成分が、アルツハイマーの病状に深く関係するアミロイドベータという物質が線維化し重合していくのを阻害《そがい》（邪魔）する作用があり、そのためにアルツハイマー病を改善するのではないかと推測しています。

さらに、本章でメインとしている有効成分のアホエンに関しても、ガン細胞の増殖を抑制する、脳溢血を予防し記憶力を増すなど、多くの科学的な報告があります。アホエンは、ニンニクのもつ効果の多くを担っており、これからも健康に役立つさまざまな作用があることが報告されるものと思われます。

63ページから実際の体験談をご紹介しますが、アホエンオイルを服用することで効果の上がった患者さんは体験談のほかにも数多くおり、なんらかのよい効果を認めています。まず感じるのは、アホエンオイルの服用を始めると、皆さん顔色がよくなり、生気がみなぎってきます。脳全体が活力を取り戻したような印象を受けるのです。ぜひとも試してほしい食品であり、今後も多くの患者さんにお勧めしていきたいと思っています。

## アホエンオイルの作り方

では、アホエンオイルの作り方を説明していきましょう。

用意する材料は、ニンニク3片、オリーブオイル150㎖（エクストラバージンオイルに限る）です。

**1、ニンニクをすり下ろすか、もしくはできるだけ細かく刻みます。**
**2、室温で2時間放置します（青く変色することがありますが問題ありません。）**
**3、オリーブオイルの中に上記のニンニクを入れ、室温で5日間放置します。**
**4、5日後、ざるにふきんなどを併用してこしたらできあがりです。**
**5、密閉容器に室温で保存します。1カ月は保存できます。**

1日に大さじ1～2杯を目安に取ります。直接飲むか、料理などにかけてもかまいません。

元気になるのは摂取量に比例するようです。私も疲れているときは普通のさじ4～5杯程度取りますし、患者さんの中にも1日さじ5杯くらいを摂取しているかたもいます。また、エクストラバージンオイルにはオレイン酸が多く含まれており、悪玉コレステロールを下げる作用があります。ただし、「過ぎたるは及ばざるがごとし」です。いくらいいとはいっても、あまりに多く摂取することは望ましくはありません。体調などを見ながら量を加減しましょう。

## アホエンオイルの作り方

### 材料（約10日分）

オリーブオイル･･････････････････ 150ml
（エクストラバージンオイルに限る）
ニンニク･･････････････････････････3片

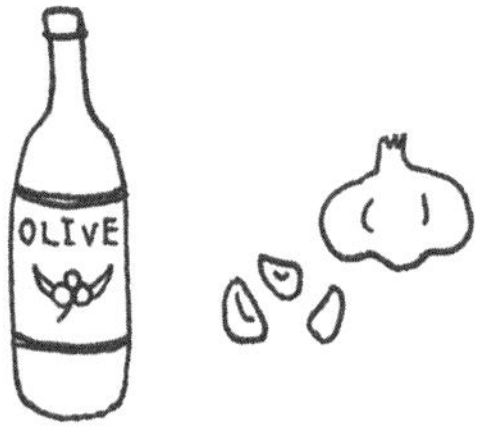


1

ニンニクはすり下ろすか、包丁でできるだけ細かく刻みます。

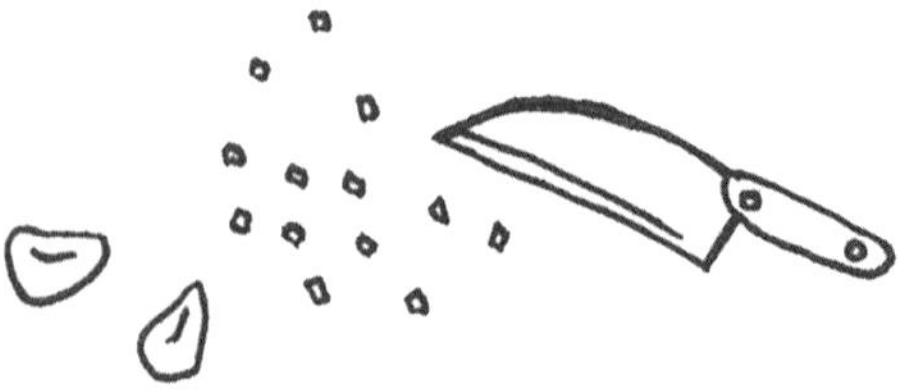

2

室温で2時間放置します。（青く変色することがありますが問題ありません。）

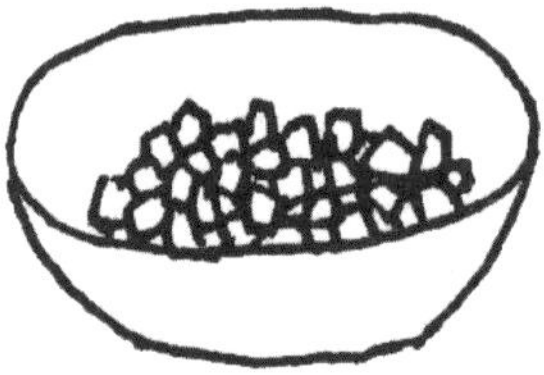

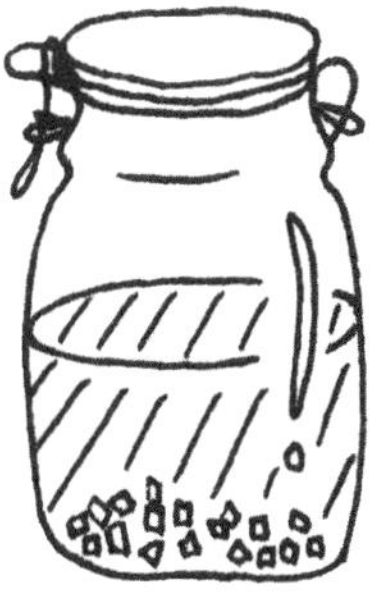

3

オリーブオイルの中に右記のニンニクを入れ、室温で５日間放置します。

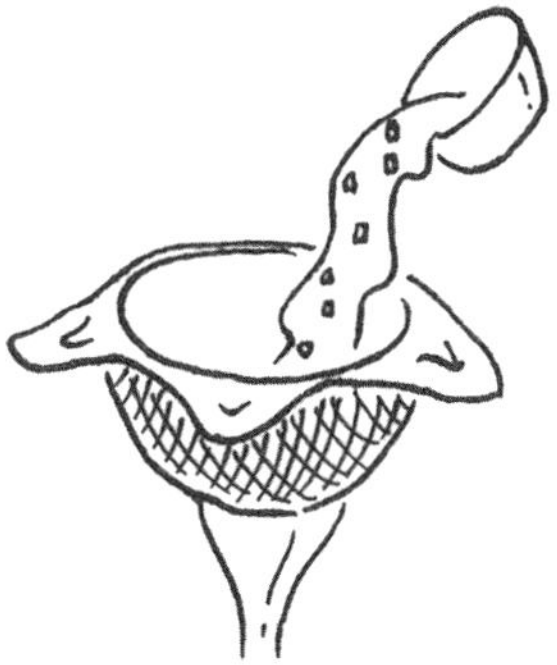

4

5日後、ニンニクをこしてできあがりです。こすときは、ザルにふきんなどを併用するときれいにこせます。

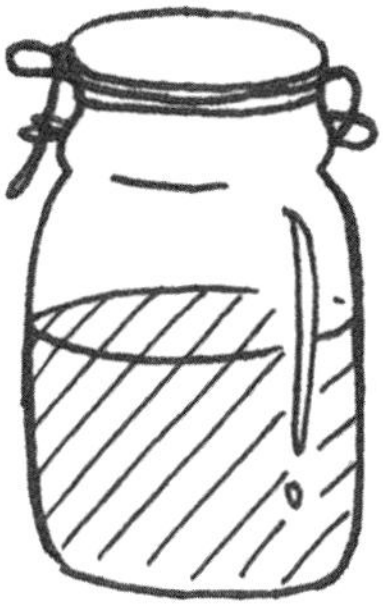

5

※密閉容器に入れて保存します。常温で１カ月は保存できます。

※１日に大さじ１〜２杯を目安に取ります。直接飲むか、料理などにかけてもかまいません。ただし、加熱はしないこと。

# 「自分で作る」ことで脳がさらに活性化する

ところで、これほど効果があって安上がり、作り方も簡単なアホエンオイルですが、外来で患者さんに勧めると、作るのがめんどうだというかたがいます。

バランスが取れ、活性化している脳は、新しいことにも自発的に取り組むことができ、変化に柔軟です。めんどうくさがるということそのものが、脳の機能が衰えている、または脳の使い方に偏りがあることの現れでもあるでしょう。脳の機能を活性化するには、どうしてもある程度の努力は必要です。たとえば、だれかに作ってもらったアホエンオイルを飲むだけではなく、アホエンオイルを自分で作ること自体が、脳の活性化に役立ちます。

私も、患者さんにアホエンをいただくことが多いのですが、切れてしまったときは自分で作ります。自分で作ったという気持ちも、アホエンの効果にプラスになるのではないでしょうか。

めんどうくさがらず、ぜひ自分で作ってみてください。

アホエンオイル 体験談

# 血管が太くなりめまいが改善心身ともに楽になった

今井美智子さん　74歳　主婦

## 脳の検査で気になる部分が見つかった

都立駒込病院で診察を受けたところ、MRI検査（磁気を利用した画像検査）で、気になるところが見つかりました。脳の、ある部分の血流が悪くなっているらしいのです。

篠浦伸禎先生には以前からお世話になっていましたが、このときの問診でも、篠浦先生がいろいろアドバイスをしてくれました。

私の場合、早急に手を打たなくてはならない状態ではないので、しばらく様子を見てみましょうとのこと。それで、次の検査までの間、試しにアホエンオイルを飲んだらどうかというのが先生の提案でした。

実は、アホエンオイルのお話は、以前にも先生から聞いたことがあり、自宅で何回か試したこともありました。ただ、前のときは続きませんでした。しかし今回は自分の脳にかかわることですから、今度こそちゃんとやってみようと思いました。

作り方は、篠浦先生がくださった資料に従って作りました。ただし、途中からは先生のアドバイスもあり、多少分量を変えて作っています。もとの作り方ですと、150mlのオリーブオイルに対して、ニンニク3片を使います。私の場合、オリーブオイルは同じ量ですが、ニンニクは、大きめのもので、6片を使いました。これだと、普通より倍の濃さのオイルができることになります。

かなり濃いものなので、そのまま飲もうとすると、むせてしまいます。そこで、食事の際に、ご飯や納豆など、いろいろな料理にかけて食べることにしています。アホエンオイルの量は、1回でスプーン1杯、5mlくらいを摂取しているでしょうか。

## 悩みのめまいがまったく起こらなくなった

こうしてアホエンオイルを使い始めると、次第に効果が現われてきました。

まず気づいたのは、めまいが起こらなくなったことです。私は以前か

アホエンオイル体験談

ら、原因不明のめまいに悩まされてきました。目の前の景色が、急に横に流れるのです。そのとき目を開けていると、強い吐き気に襲われます。たいていは、ひどく目が回り、続けて目を開けてなどいられません。１度などは外で倒れ、救急車で病院に担ぎ込まれたことがあります。そのときはひと晩点滴を打ってやっと帰されました。

　眼科で調べても、異常は見つかりません。おそらく脳に問題があるのではないかということでした。それが、アホエンオイルを摂取するようになったところ、このめまいがぱったり起こらなくなったのです。アホエンオイルで、全身の、あるいは脳の血流がよくなったことが、めまいを防ぐのにも役立っているのではないでしょうか。

　また、体調もよくなっていると思います。中性脂肪値（肥満の原因となる脂肪の値。正常値は１５０㎎／dl未満）が１４０㎎／dl程度あり、基準の範囲内ではあるものの、やや高めで気になっていました。それが最近の検査では、１１９㎎／dlまで下がっていました。血圧も、以前は、最大血圧が１４０㎜／Hg台、最小血圧が90㎜／Hg台でしたが、降圧剤も飲んでいないのに、最大血圧が１２０㎜／Hg台、最小血圧が80㎜／Hg台まで下がったのです。

さらに、精神的な面でも、よくなっていると感じられます。私は主人の介護をしている関係で、つねづね大きなストレスを感じていました。いろいろ悩むことも多かったのです。それが、アホエンオイルを摂取するようになってからは、以前のようにストレスを感じなくなり、クヨクヨしなくなりました。アホエンオイルの効果によって心身ともに楽になったといっていいでしょう。

最も気になるのは、やはり、脳についてです。後日行われた検査では、血管の狭窄《きょうさく》（狭まっていること）が改善し、血管が多少太くなっていることがわかりました。血流をよくする薬は飲まずに、引き続いてアホエンオイルを取りながら様子を見ることになりました。自分自身でも、体調が明らかによい方向に向かっていると感じることができます。これからも、アホエンオイルの摂取を続けていきたいと考えています。

アホエンオイル 体験談

# 夫が脳梗塞から回復 喜怒哀楽が戻り 散歩もできた

青木節子さん　75歳　主婦

## 脳梗塞《のうこうそく》で倒れた夫に飲んでもらった

現在、77歳になる主人が脳梗塞《のうこうそく》（脳の血管が詰まって起こる病気）で倒れたのは、今から数年前のことになります。幸い命は助かりましたが、高次脳機能障害《こうじのうきのうしょうがい》が残り、言葉がうまくしゃべれなくなりました。

たとえば、「床屋さんに行きたい」といいたいところを、「お祭りに行きたい」などといってしまいます。また、喜怒哀楽がほとんどなくなり、1日じゅうボーッとしているような日々が続いていました。

そんな主人の状態がよい方向に変わってきたのは、アホエンオイルを毎日摂取するようになってからでした。

アホエンオイルを教えてくださったのは、篠浦伸禎先生です。私は何年も前から、三叉神経痛《さんさしんけいつう》からくるしびれに悩まされており、篠浦先生のところに通っていたのですが、主人の脳梗塞で、しばらく篠浦先生のところへ通えなくなっていました。そして、久しぶりに篠浦先生のところに行ったとき、主人の脳梗塞の話が出たのです。そこで、篠浦先生が勧めてくれたのがアホエンオイルでした。

家で早速作ってみましたが、我が家では、オイルを直接飲むのではなく、主に料理のドレッシングなどとして使います。利用するのは、野菜サラダだけではありません。食事のときにテーブルに出しておいて、しょうゆなどと同じように、適宜料理にかけて使います。みそ汁などは合わないこともありますが、揚げ物などにはけっこう相性がいいものですし、野菜炒めなどにかけると、とてもおいしくいただけます。1日に、小さじ5〜6杯分くらいは、アホエンオイルを摂取しているでしょうか。

こうして毎日アホエンオイルを摂取するようになってから、しだいに主人の様子が変わってきたのです。

以前は、1日ボーッとしていましたが、だんだん喜怒哀楽が戻ってきて、物を注意して見るようになってきました。それまでは興味も見せなかった新聞やテレビなども見るようになったのです。言葉は、やはり、まだ不自由ですが、それでも以前よりは、通じるようになってきました。食欲もとても旺盛です。

アホエンオイル 体験談

## 1時間の散歩が、ひとりでできるようになった

しかも、主人はひとりで散歩に出かけられるようになりました。前は、そばで私が支えていないとどこへも出かけられませんでした。いつだったか、ひとりで出かけたものの、自宅に帰れずに倒れてしまい、救急車で病院に担ぎこまれたこともあったのです。

それが今は、ひとりで出かけ、1時間くらい散歩して、ちゃんと毎日無事に家へ帰ってきます。知り合いから「ご主人、あそこを歩いていたわよ」と目撃情報を耳にすることがありますが、それによると、ずいぶん遠いところまで散歩に行っているようです。散歩して帰ってくると、気持ちがいいらしく、とても満足そうにしています。そんな主人の横顔を見ていると、私も、うれしくなります。

また、便通もよくなりました。以前は、便秘で大変苦労したものです。便が出ないと本人はひどく苦しいようですし、うまく排便する機会を逸《いっ》すると、もらしてしまうこともありました。アホエンオイルのおかげで

しょうか、今は、毎日ちゃんと便通がありますから、大変助かっています。

右手は現在もまひしたままですが、最近では、左手で自分の家の住所が書けるようになりました。こうした点を見ると、わずかずつながらも、主人の脳の状態は回復しているといってよいのかもしれません。

また、私自身も、以前は主人の看病で疲れ、いつもイライラや心配が絶えませんでした。それが、アホエンオイルを毎日摂るようになってから、イライラしたり、心配したりしなくなりました。主人の状態が改善して介護の負担が減り、それで気持ちが落ち着いた面もあるでしょうが、アホエンオイルの効果もあるような気がしています。

残念ながら、私のしびれだけはまだ改善していませんが、それ以外の体調にはなんの問題もありません。篠浦先生から、このオイルを教わって、本当によかったと思います。

今後も続けて、夫婦ともども健康維持に活用していきたいと思います。

アホエンオイル体験談

# 脳が活性化され物忘れが減り記憶力も戻ってきた

コンラード・トシさん　71歳　主婦

## 頻繁に起こっていた物忘れがなくなった

私がアホエンオイルについて知ったのは、4年くらい前のことです。確か、何かの健康雑誌に載っていたのをたまたま目にしたのでした。アホエンオイルを摂取していると、血圧が下がったり、子どもの成績がよくなったりなど、いろいろな健康効果が得られるということでした。

ニンニクなら副作用もないでしょうし、そもそも私はニンニクが大好きです。それで、早速ニンニクとエクストラバージンオリーブオイルを用意し、アホエンオイルを作ってみました。私の場合、ニンジンサラダを作り、それにアホエンオイルや、ハチミツ、お酢などをいっしょにかけて食べます。1回で、小さじ5～6杯くらい摂取しているでしょうか。

こうしてアホエンオイルを取るようになると、そのうち効果が確かに現れてきました。

私が最もはっきりと感じたのは、脳の活性化の効果です。私はこれまでに軽い脳梗塞《のうこうそく》（脳の血管が詰まって起こる病気）を経験したことがあり、その影響か、物忘れが頻繁に起こるようになっていました。

たとえば、用事があって、自宅の2階に上がっていったとします。ですが、2階に着くと、何をしに来たか忘れているのです。それが、アホエンオイルを摂取するようになってからは、こうした物忘れがなくなりました。

また、自分でも脳を使う訓練を心がけています。例えば、散歩に出かけた際、通りかかった電信柱に書いてある広告の電話番号などを覚えておくのです。そして、1時間ほど散歩したあと、同じ電信柱のところに戻ってきて、覚えておいた電話番号が合っているかどうかテストするのです。すると、ちゃんと覚えていたことがわかります。

以前でしたら、とてもこんなことはできなかったでしょう。アホエンオイルによって、脳が少しずつでも活性化されつつあるからこそ、電話番号も覚えていられるようになったのではないかと思います。それに、こうやって頭を使う訓練をしているのもよいのでしょう。

アホエンオイル体験談

## 漢字が思い出せると友人にも好評

実は私自身、最初は、その効果について半信半疑だったのです。本当に効くのかしら？　と疑ってもいたのですが、実際にアホエンオイルを使ってみて、今は、その効果を実感しています。そのため、知人や友人などにも、アホエンオイルを紹介しています。そして、試し始めたかたの中には、やはり、その効果を実感しているかたがたくさんいらっしゃいます。

私の81歳になる友人も、そうしたひとりです。アホエンオイルを飲むのと飲まないのでは、かなり違うということです。このかたは日記をつけているのですが、アホエンオイルを摂取しないでいると、漢字が思い出せないため、日記がカタカナばかりになってしまうのだそうです。というより、日記を見返してみるとカタカナばかりなので、理由を考えたところ、「ああ、そういえば最近アホエンを飲んでいない」と気づいたのだそうです。

ほかにも紹介したい人はおりますが、なんといっても、触れておかなくてはいけないのは、篠浦伸禎先生です。

私は以前から、篠浦先生にお世話になっています。あるとき、私がアホエンオイルについて説明したところ、篠浦先生はたいへん興味を持たれたようでした。そして、先生ご自身、実際にアホエンオイルを飲んで、その効果を実感したということでした。それ以来、ほかの患者さんにもアホエンオイルを勧めるようになったというのです。

西洋医学のお医者さんの中には、患者さんが持ってきた情報を小馬鹿にして、はなから相手にしないような先生もいらっしゃいますが、篠浦先生はそうではありません。患者さんのためになることなら、そうした健康法も積極的に試してくれるのです。

こうして篠浦先生によって、アホエンオイルの効能が広められるようになったことを、私は自分のことのように喜んでいるのです。

アホエンオイル
体験談

# 脳梗塞をくり返し認知症の母に気力が戻ってきた

永山美里さん（仮名）　50歳　主婦

## 物事に反応し意欲が出てきた

「この夏は越せないかもしれないな」

傍《かたわ》らで母の様子を見ていて、私はそんな思いにとらわれていました。

今から2～3年前のことです。まもなく86歳になる母は、当時、それぐらい思わしくない状態でした。

母は、過去に何度か脳梗塞《のうこうそく》（脳の血管が詰まって起こる病気）をくり返していて、認知症《にんちしょう》もかなり進んでいました。

ふだんから元気がありませんでしたし、気力がすっかりなくなってしまったようでした。ほとんどしゃべらないだけでなく、1日じゅう寝ているばかり。そんな母を日々目にしていると、とても明るい展望は抱けなかったのです。

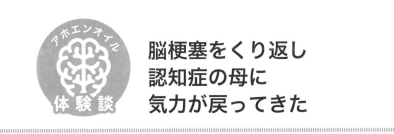

そんなとき、貴重なアドバイスをくださったのは、都立駒込病院脳神経外科の篠浦伸禎先生でした。

以前から先生にはお世話になっていましたが、ある日、母に付き添って問診を受けた際、篠浦先生がアホエンオイルのことを教えてくれたのです。

認知症の患者さんというのは、脳の血流状態が悪くなっているのだそうです。ニンニクの成分のアホエンには、脳を含め全身の血行を促す効果があるので、母の病状にもいい影響を及ぼすのではないか、というお話でした。

アホエンオイルは、篠浦先生に作り方を教えてもらいましたが、分量だけ多少アレンジしています。私の場合、オリーブオイル200mlに対して、ニンニク4片と、多めに作っています。

このアホエンオイルを、1日に小さじ1杯、食事のときに母に飲んでもらうことにしました。飲む時間は特に決めていないので、朝だったり、昼だったり、その日によって違います。だいたい、お昼ご飯のときに飲むことが多いでしょうか。

また、サラダのドレッシングとして使うこともあります。

こうしてアホエンオイルを使い始めてから、母の状態が次第に変わっ

アホエンオイル
体験談

てきました。いつからとは、はっきりいえないのですが、1日じゅうボーッとしていた母が、だんだんシャキッとしてきたのです。

以前は寝てばかりだったのに、起きている時間がふえてきました。特に昼間は起きていることが多くなり、テレビを見るなど、いろいろな物事に反応するようになってきました。散歩に出かけよう、という意欲も出てきたようですから、気力もかなり戻ってきたのでしょう。

## ひざや腰の痛みも和らいだ

特にうれしかったのは、言葉が少しずつ出るようになったことです。食事のあと、私がお皿を洗ったり、片づけをしたりしていると、母が「何か手伝おうか」と言葉をかけてくれるようになりました。

また、母は以前、何かにつけてひざや腰が「痛い、痛い」といって、湿布が手放せませんでした。それが、アホエンオイルを飲むようになってからは、ほとんど湿布を使わずに済んでいます。アホエンオイルのおかげで全身の血流がよくなって、それがひざや腰の痛みを軽減してくれたのかもしれません。

さらに、血圧もアホエンオイルのおかげで、ある程度下がったようです。

アホエンオイルを飲み始める前は、最大血圧が150〜160㎜／Hgくらいあったのです。降圧剤を飲んでいても、その数値でした。それが今では、130㎜／Hg台まで下がり、安定するようになったので、本当に助かっています。

アホエンオイル体験談

# 立ちくらみもなくなり善玉コレステロールの数値も改善した

倉持喜代子さん　72歳　写真店経営

## 脳の血流不全で起こる立ちくらみが解消！

当時、私はイタリア旅行を控えており、旅先の自分の体調に不安を抱いていました。ここ数年、私は、篠浦伸禎先生のところでお世話になっていて、体調のことなどもいろいろ相談していました。その流れで旅行への不安を話したところ、「オリーブオイルは平気ですか？」「ニンニクは食べられますか？」と篠浦先生が聞くのです。

いきなりでしたから、私には、先生が何をいいたいのかまったくわかりません。わからないながらも、「オリーブオイルは平気ですし、ニンニクも食べられます」と答えると、「では、いいものがあるから、試しに自宅で作って飲んでみてはいかがですか」と篠浦先生が教えてくれたのが、アホエンオイルでした。

アホエンオイルはそのままスプーンで飲むといいとのことでしたが、実際に作って飲んでみると、私には、ニンニクの匂いがきつく感じられ、毎日飲み続けることはできそうにありませんでした。そこで、小さじ1

杯のアホエンオイルを、50cc程度のオレンジジュースで薄めて飲んでみました。これならスムーズに飲めますし、毎日続けられそうでした。そこで、1日1回、食後に、飲むようにしたのです。

すると、2週間程度で、目に見えて効果が現れ始めました。

私は以前から、立ちくらみに悩まされていました。電車などで長時間座っていると、次に立ったときに立ちくらみのような状態が起こるのです。いったんそうなると、2～3分くらい頭がボーッとなってしまいます。そんなことが何度もあったので、乗り物に乗るのがとても怖かったのです。海外旅行などで、こうした立ちくらみが起こるのも心配でした。

それが、このアホエンオイルを飲み始めて2週間たったころから、立ちくらみが起こらなくなってきました。

篠浦先生によれば、私の立ちくらみは、もともと脳の血流状態があまりよくないことが原因になっているということでした。アホエンオイルは、全身の血流を促すと同時に、脳の血行も促進してくれるのだそうです。こうした血行促進効果によって、私の立ちくらみの解消も可能となったのでしょう。

今では、以前のように立ちくらみの心配をせずに乗り物に乗ることができるようになりました。本当に助かっています。おかげでイタリア旅行の際にも、まったくなんの問題もありませんでした。

## コレステロール数値や血糖値も改善した

また、私は、以前から、善玉コレステロール（女性の基準値は41～96mg／dl）が基準値に達せず、それが気になっていました。ところが、アホエンオイルを飲んでいるうちに、基準値内に達するくらいまで、善玉コレステロールの数値が上昇していたのです。

さらに血糖値（血液中の糖分量を示す数値で、正常値は１１０mg／dl以下）も多少改善しました。以前は、１０８mg／dlくらいありましたが、最新の数値では１００mg／dlまで下がっています。

そのうえアホエンオイルによって、免疫力や抵抗力もついたかもしれ

アホエンオイル体験談

ないなと思います。というのも、以前は、口内炎ができると、なかなか治りませんでした。口内炎の治療薬を毎日つけていても、口内炎が治るのに、なんと1～2週間くらいかかってしまったものでした。それが今では、わずか1日か2日で治ってしまいます。アホエンオイルを飲むようになる前と後では、自分でも驚くくらい治り方が違っています。それに、カゼをひいてしまったときも、治りが早いのです。アホエンオイルを飲んでいると、体調全般もいいようです。

私は現在72歳になりますが、今も現役で、お客様相手の商売をしています。

毎日定期的にアホエンオイルを飲むことで、今後も元気に仕事を続けられればいいなと思っています。

## 第三章

# 「瞑想《めいそう》」

## ——情報を遮断して脳を大きくする習慣

＊この章は、ビジネス瞑想家で、有限会社スプーン代表、本田《ほんだ》ゆみ氏に多くの情報をいただきました。
彼女は、若いころガンにかかり、それを克服した自らの経験をもとに瞑想サロンを開設し、現在は多くの人に瞑想を指導しています。

本書で紹介する瞑想の具体的な方法、患者さんのお話などは、本田氏の協力によるものです。

ここでお礼を申しあげます。

## 私と「瞑想《めいそう》」との出合い

「瞑想《めいそう》」と聞くと、皆さんどのようなイメージを持っているでしょうか。

私は、瞑想は何かお寺や道場のような特殊な場所に行き、訓練を受けてやっとできるようになるといった印象がありました。

しかし一方で、明治維新のころに活躍した優れた侍《さむらい》のひとりである山岡鉄舟《やまおかてっしゅう》や、大正、昭和の時代に「天風会《てんぷうかい》」をつくった優れた哲人である中村天風《なかむらてんぷう》が、瞑想で悟《さと》りを開いたといった話を読み、瞑想に本格的に取り組めば、脳が高い境地までいけるのではないかという感じも、漠然と持っていました。

いずれにしても、私を含めて忙しい現代人には無縁の世界だなあと思っていました。ましてや、瞑想を行うのは極めて簡単で、しかも続けるとさまざまな脳の病気を改善する効果がある、といったことは夢にも思っていなかったのです。

そんな私に瞑想の可能性を教えてくれたのが、本田《ほんだ》ゆみ先生です。

私は仕事柄、脳の機能を改善する方法にずっと興味があり、そのことをテーマにした講演会をしばしば行っています。

その講演会の関係で偶然出会った本田先生に、瞑想が脳機能の改善に効果的であるとお聞きしたのです。

本田先生は、瞑想を中心に、カウンセリングや人間学を用いて、うつ病や統合失調症《とうごうしっちょうしょう》などの脳の病気を改善した実績のあるかたです。私もがぜん興味がわいて、お話を伺ったり、自分自身で瞑想を試したりしてみることにしたのです。

## アルコールに対するこだわりがなくなった

まずは私自身の体験からお話ししましょう。

時間がないため、1日のうち朝晩、5分から10分間目をつむって呼吸に集中するという瞑想法を行っています（方法は104ページ参照）。

電車に乗ったときは、1時間くらい行うときもありますが、そのような長い瞑想を行うのは不定期であり、自分自身も瞑想中に無我の境地になったということは、残念ながらありません。

しかし、瞑想を始めてから変わったことがあります。それは、お酒を飲まなくても眠れるようになったことです。

実は恥ずかしながら、成人してから最近までの30年間でお酒を飲まなかった日は数えるほどしかありません。日によってはウイスキーの水割りが10杯、20杯とふえるときもあり、そんな日の翌日は、二日酔いまではいきませんが、なんとなく頭が重いといった状態になることもありました。

それでも禁酒をしようと思わなかったのは、もともとお酒を飲むことが好きで、体質的にもアルコールに強いということはありましたが、アルコールを飲まないと疲れが取れないという不安感があったようにも思います。精神的にアルコールに頼っていた面があったのでしょう。

ところが、瞑想を始めたとたんに、お酒を飲むことにこだわらなくなったのです。お酒を飲まずに寝たあとの、頭が冴《さ》えた調子のいい朝を迎えることが好きになり、そういう状態で仕事に取り組みたくなったといってもいいかもしれません。

いまだに、お酒は週に2~3日は飲んでいますが、以前に比べれば信じられない話です。

この変化は、瞑想によるものとしか考えられないのです。

## 瞑想によってさまざまな脳の病気が改善している

このような例は、この瞑想教室に通ってきたかたのアンケートを見ると、枚挙《まいきょ》にいとまがありません。実際、瞑想によって多くのかたの依存症、うつ病、不眠症といったさまざまな脳の病気が改善しています。

私はこの教室で瞑想の手ほどきを受けた約30名のかたのアンケートを見せていただき、以下のような結果を得ました。カッコ内は、アンケートによる改善した人の割合です。

**・不安感の解消、または改善（95％）**

**・不眠の改善（１００％）**

寝起きがすっきりして、睡眠薬もいらなくなった人が多く見られました。

**・ストレスの軽減（86％）**

多くの人がストレスを感じる程度がへり、ストレスに強くなったという結果が出ています。

**・自らや抱える問題を客観視できるようになる（100％）**

瞑想前であれば逃げていた受け止めたくない事実も、瞑想後は正面から受け止めて客観視でき、解決できるようになります。

**・人間関係の改善（93％）**

中でも、瞑想の前は人にいわれたことが気になったり、中傷されて傷ついていたりといったことが気にならなくなったという効果が、すべての人（100％）に現れています。

**・感情の波が少なくなった（96％）**

**・生きることを楽だと感じるようになった（93％）**

**・自分の思っていることが自然に実現できるようになった（90％）**

**・人の役に立ちたいといった高い志《こころざし》を持つようになった（97％）**

また、こうした症状以外にも、多くの脳の病気が改善しています。よくなる病気としては、うつ病、統合失調症、自律神経《じりつしんけい》失調症、不眠症、不安神経症、更年期《こうねんき》症状、依存症（アルコール、買い物、甘い物、占い）、パニック症候群、対人恐怖など。また、認知症が改善した例もあります。

さらに、静かなもの、自然なものが好きになるという特徴もあるようです。音楽の好みがアップテンポの刺激的なものから静かなものに変わったり、テレビも騒がしい刺激の強いものからニュースなどの落ち着いたものが好きになったり、好きな食べ物が肉や味の濃いもの、甘いものから、野菜や味の薄いもの、自然食に変わったりといった傾向があるのです。

## 瞑想を習慣化すると「動物脳」の過剰反応を抑制できる

私自身の経験も含め、こうしたさまざまな症例から得た率直な印象は、「瞑想を習慣化すると『動物脳』がコントロールできるようになり、『人間脳』が主体の脳の使い方ができるようになる」ということです。

第1章でもお話ししたように、動物脳は自分の保身を真っ先に優先します。何かストレスがあると敏感に反応して、不安感をあおったり、別の強い刺激に依存したりして現実から逃げようとします。

アルコール依存、買い物依存、甘い物依存、パチンコ依存など、現代はさまざまな依存症に悩む人が多いようです。

これも、動物脳がストレスから逃げようと暴走し、別の刺激に走った結果と考えられるのです。

瞑想の効果としてほとんどの人が感じている、不安がなくなる、ぐっすり眠れる、扇情《せんじょう》的《てき》な音楽に興味がなくなるなどの変化は、ストレスに敏感に反応する動物脳がコントロールできるようになったということにほかなりません。

不安を感じることなく物事に集中したほうがうまくいくことは、多くの人が理論や理屈としてわかっているでしょう。

しかし、実際は動物脳が過剰反応してしまい、不安になったり、パニックになったり、眠れなくなったりと、なかなか理論どおりにうまくはいかないものです。その状態が続くと、うつ病や依存症、神経症になることが多々あります。

瞑想を続けることにより、動物脳の過剰反応がコントロールされ、これらの神経の病気が改善していくと考えられるのです。

## 呼吸を通じて動物脳をコントロールする

瞑想にはさまざまな方法がありますが、あらゆる瞑想法の中で共通しているのは、以下の2つの点です。

**・呼吸を腹式呼吸で意識的にゆっくり行うこと**

**・目をつむり、まわりの情報を遮断《しゃだん》すること**

この2点に、瞑想が効果を挙げる秘密があると私は考えています。どちらも動物脳を人間脳がコントロールすることに関係するからです。

たとえば、前者の「呼吸」についてです。

呼吸は主に脳の「延髄《えんずい》」という部位に中枢《ちゅうすう》があり、意識しなくても呼吸ができるようになっています。一方で、自分が意識して、たとえば深呼吸をしたり、呼吸を止めたり速めたりすることも可能です。

自律神経《じりつしんけい》が支配している生命にかかわる機能の中で、循環や体温と違って、呼吸は唯一、意志でコントロールできるものなのです。

ストレスがあると自律神経が働いて無意識のうちに過呼吸になることがありますが、それに対して、意識的に過呼吸をおさえ、呼吸をゆっくりにして気持ちを落ち着け、ストレスに対処することも可能です。

そういう意味で、瞑想でゆっくり腹式呼吸をして、呼吸に集中するということは、ストレスに対して無意識のうちに反応する動物脳に対して、人間脳が呼吸を通じてコントロールする意思表示をしている、習慣づけをしているといってもいいかもしれません。

これは、脳科学的に見ると、厳密には証明されていない考え方です。しかし、パニックになったときに、深呼吸をして冷静になるようにする方法が昔からあるのをみると、極めて信憑性《しんぴょうせい》の高い仮説だと私は思うのです。

## 瞑想で脳の構造が変わる

後者の「情報の遮断」に関しては、最近、脳科学的にも多くの報告・発表がなされています。その報告を見ると、瞑想で脳の機能の改善に関係する主役のひとつが、「帯状回《たいじょうかい》」にあります。

帯状回は、動物脳（「大脳辺縁系《だいのうへんえんけい》」）と人間脳（「大脳新皮質《だいのうしんひしつ》」）の境界にある脳の部位で、意欲に関係する役割があります。帯状回を中心とした脳の真ん中にある部位はいわゆる自我に関係しており、帯状回が司令塔として自我を統合していると考えられているのです。

また、帯状回は、「扁桃核《へんとうかく》」をコントロールする作用があると推測されています。扁桃核は動物脳を構成する脳の一部位で、恐怖や不安をもたらすノルアドレナリンの分泌《ぶんぴつ》や作用の回路に深くかかわっています。帯状回がこの扁桃核をコントロールするということは、ストレスを感じて過剰反応したり、逃避しようとしてパニックを引き起こしたりする動物脳をコントロールして、人間脳が主役で働くようにするといってもいいでしょう。

おもしろいことに、禅《ぜん》の瞑想を続けている年数が長ければ長いほど、帯状回の前部に当たる脳の「灰白質《かいはくしつ》」という部位が厚くなっていくという報告があります。

そして、瞑想によって帯状回が厚くなるにつれ、瞑想を行っていない人に比べて、痛みを感じにくくなることにつながると考えられるというのです。

つまり、驚いたことに、瞑想により脳が大きくなり、脳の構造そのものが変わっていくわけです。

この理由は、帯状回の特性によります。帯状回は刺激がないときは活動しているのですが、刺激を受けると活動が抑制されるという性質があります。瞑想で刺激を遮断すること

**●瞑想により活性化された帯状回**

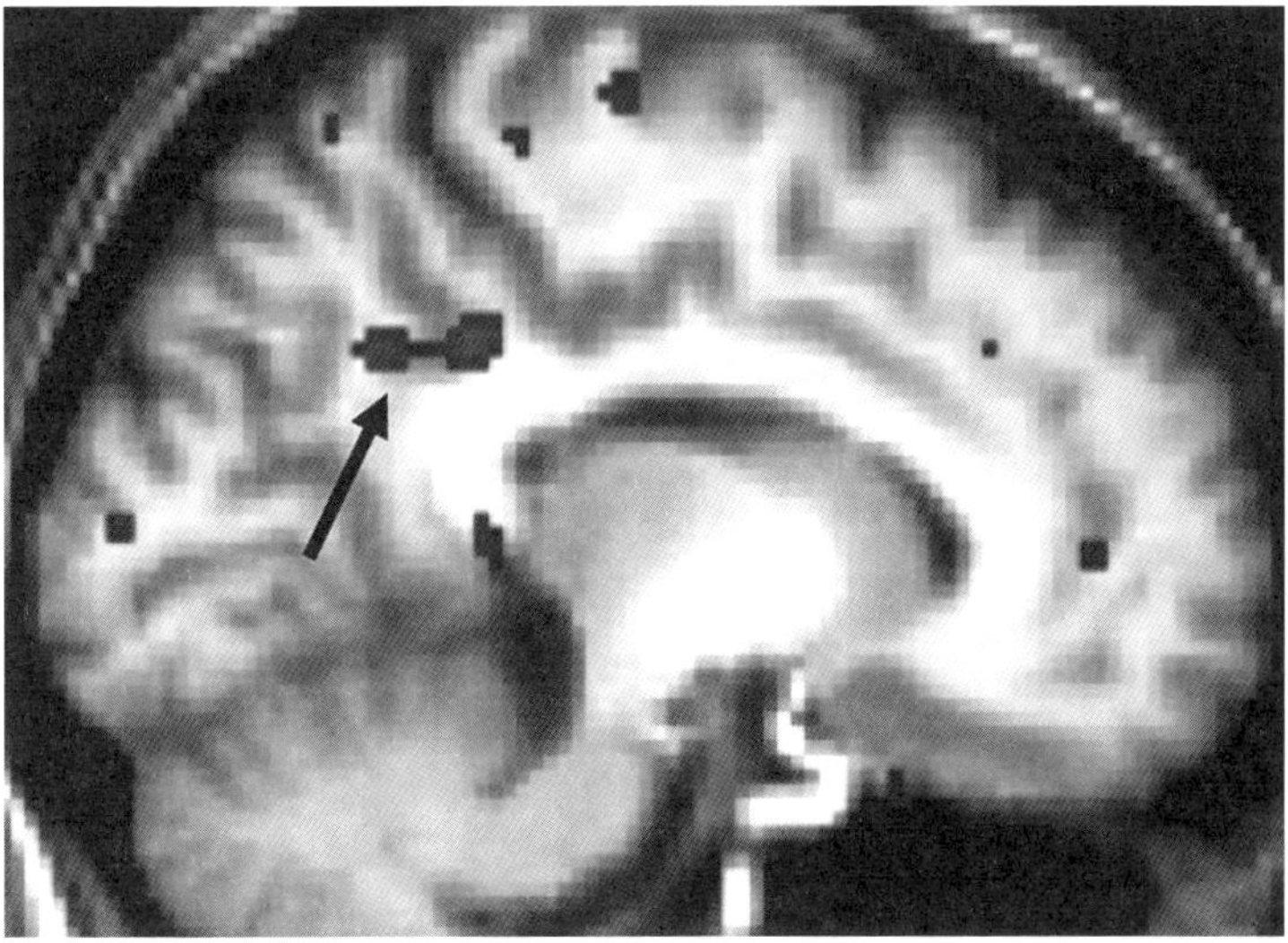

瞑想歴２年半の女性のfMRI。
瞑想によって左の後部帯状回（矢印）
が活性化しているのがわかる一例

が帯状回を活性化させ、それが続くことにより、帯状回が厚くなることにつながるわけです。

帯状回が厚くなる（＝脳が大きくなる）と、脳の機能が強化されます。それにより自律神経が副交感神経優位になり、ストレスで乱れた自律神経が改善されます。いわゆる心《しん》身《しん》一《いち》如《にょ》の状態（心身ともに充実した状態）になるわけです。

また、帯状回のみならず、さまざまな脳の部位が瞑想で活性化され、厚くなっていきます。認知能力や注意力に関係する脳の部位も、瞑想を行うことにより厚くなっていることが報告されています。ですから、認知症の防止にも瞑想は役立ちます。

さらに、瞑想でドーパミンという神経伝達物質もふえていきます。ドーパミンは興奮や喜びといった情報の伝達に重要な働きをする物質です。このドーパミンがふえることにより心地よさを感じることが、うつ病の改善などにかかわってくるのでしょう。また、この快感こそが、宗教でよく瞑想を使っている理由かもしれません。

## 覚醒した状態で心身を休息させるのが瞑想の本質

瞑想の効果に関して脳科学的な説明を行ってきましたが、ふだん瞑想を実践、指導している本田先生は、なぜ心身に瞑想が影響を及ぼすのか、次のように説明しています。

**睡眠のスタートは、「まぶたを閉じる」ことにあります。**

睡眠中は肉体の疲労を取り除くことに加え、心や思考、精神も同時に休めています。逆にいえば、目を閉じることで心が静まり、静寂《せいじゃく》が訪れることで眠りに落ちるともいえます。

目を覚ましている間、つまり覚醒《かくせい》下《か》では心身はフル稼働しています。一方の睡眠中は心身が完全に休止している状態です。瞑想はその真ん中で、「意識は目覚めた状態でありながら、心身を休息させている」状態なのです。

瞑想中は、呼吸を感じたり姿勢を意識したりする「ボディ」、イメージや思考そのものを観察する「マインド」、覚醒下では無意識ではありながら、瞑想中に意識することになる「スピリット」の3つの状態を意識して行います。

この3つをそれぞれ意識することで心身が自然に統一され、精神状態を安定させることで心身に影響を与える結果が現れます。

つまり、心身を覚醒した状態で休息させるのが、瞑想の本質だというわけです。また、本田先生は次のようにも述べています。

**学校生活、仕事、社会生活、日常生活の環境や人間関係、さまざまな情報の取捨選択と**

いうように、私たちはいつも自分の外側に意識を向けています。

瞑想では反対に、意識を内側に向けることを行うわけです。

瞑想を行うと、幸せな気持ちになるというかたが非常に多くいます。これは、瞑想で自分の内側に向き合うことで、その人の中にある気持ちを引き出しているのです。

たとえば、花を見て「きれい！」と思い、幸せな気持ちになったとします。その幸福感は、花という媒体を介してその人の中（内観《ないかん》）にある幸福感が引き出されたのですが、幸福感はすでにそこ（内観）にあったという考え方です。

もともと無いものは、どうやっても出てきません。「花を見た」ことは外側の事象です。しかし「幸せを感じた」のは、その人の内側の事象です。

瞑想を生活に取り入れ、自らの内側を意識することが習慣になると、思考が休息でき心身のリラックスやストレスリセットが無理なく行われるようになります。結果として、無限の潜在能力や意識の扉が開く可能性があります。

これらの扉が開くと、物事や自分自身を客観的に観察できるようになり、考え方がポジティブになります。また、柔軟性が生まれ、人生が穏やかで生きやすく、楽しいものになっていくのです。

つまり、外側の世界に振り回されてきた脳が、瞑想で内側に意識を向けることにより、リセットされると同時に、自らの意志で自由に使えるようになると考えられます。

瞑想は、主に禅などの宗教的なものと結びついて行われてきた歴史がありますが、第二次世界大戦後、アメリカやヨーロッパをはじめとした西洋諸国を中心に、宗教とは関係なく広がってきました。

古くはモヘンジョダロの遺跡《いせき》から瞑想している人の像が見つかっており、ストレスを癒《いや》し、脳を自立させる有効な手段として、長い歴史があります。

それが宗教に利用された面もありますが、瞑想の持つ脳の改善作用が証明されつつある現在、神経疾患《しんけいしっかん》の治療としてもっと積極的に活用すべき時期にきていると私は感じています。

実際、アメリカでは、神経疾患や高血圧などの治療に、瞑想を積極的に取り入れるようにもなっています。

# その場で行える瞑想の方法

この章の冒頭でお話ししたとおり、瞑想は忙しい現代人にはとても無理だと思っていました。

しかし、瞑想のポイントが、先に述べたとおり「腹式呼吸に意識を集中してゆっくり呼吸をすること」と「外の刺激を遮断すること」であるとすれば、実行はそれほど難しくありません。

ここでは、本田先生がベースにしている瞑想の方法を紹介しましょう。

また、そのあとに、瞑想によってさまざまな脳や精神の症状が改善したという体験談を紹介します。これらの体験談は、瞑想で自分の病気をよくしたい、現状を改善したいという気持ちで瞑想を続ければ、脳の活性化や病気の改善に大きな効果がありうることを示しています。

瞑想を習慣化することで、脳の構造が変わり、脳の大敵であるストレスに無理なく対処できるようになっていくでしょう。

## 瞑想の方法～瞑想の前のリラクゼーション体操～

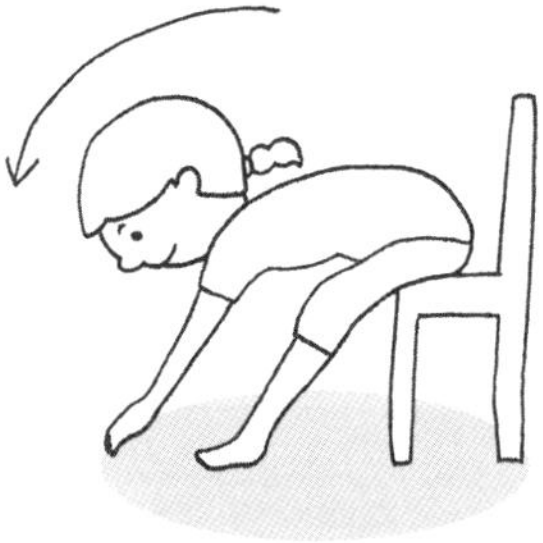

1

イスや床に座ったまま、上半身を前屈して力を抜きます。
＊つきたてのお餅がびよーんと伸びたようなイメージです。全身の力を抜いて、ダラリとします。あぐらをかいて行う場合は、両手を体の前につき、両手を前方にずらしながら上半身を伸ばします。

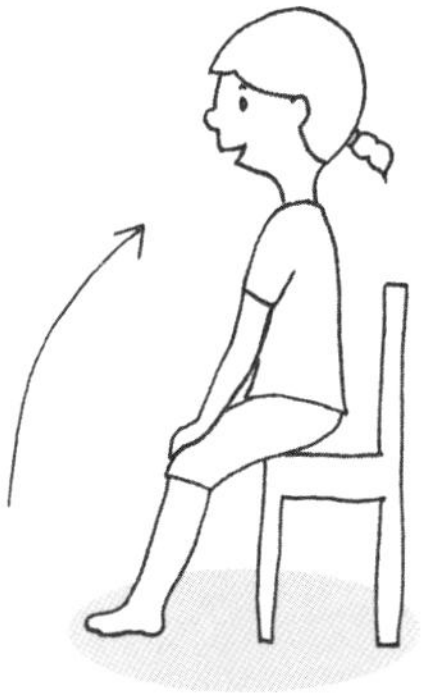

3

前屈した上半身を起こしていきます。
＊腰→背骨→肩→首→頭の順で、上体を起こしていきます。

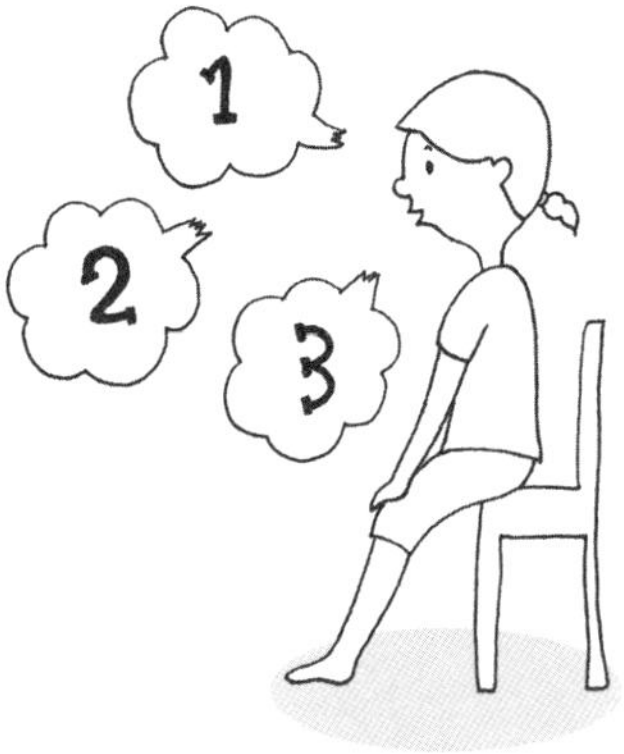


2

大きくため息を３回つきます。
＊たとえば電車の中など、ストレッチができない所でも、必ずため息は3回してください。

## 瞑想の方法～導入編～

呼吸、特に、吐くこと（「呼」の状態）を意識すると、無理なく瞑想状態に入ることができます。初めてのかたは、この方法から試してみましょう。

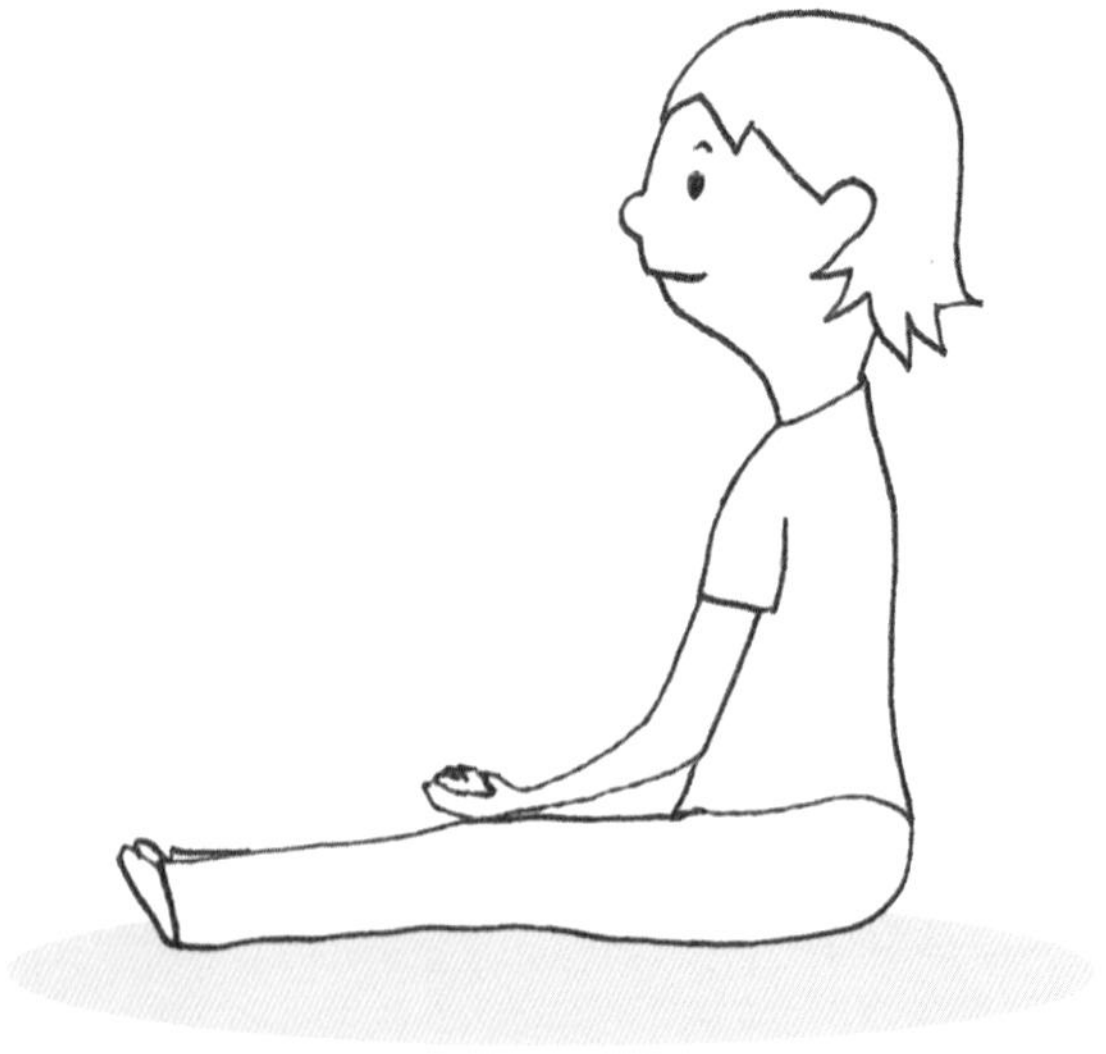

1

楽な姿勢で、背すじをスッと伸ばしましょう。
＊背すじを伸ばして楽な状態を保てる姿勢であれば、イスやソファに座る、床に座って足を伸ばす、あぐらをかくなど、どんな姿勢で行ってもかまいません。
あごを少し上げ、首から上はまっすぐにします。手は手のひらを上に向け、ひざかももの上に置きましょう。両手を体の前で軽く重ねたり、軽く握ったりしてもいいです。違和感がないように調整します。

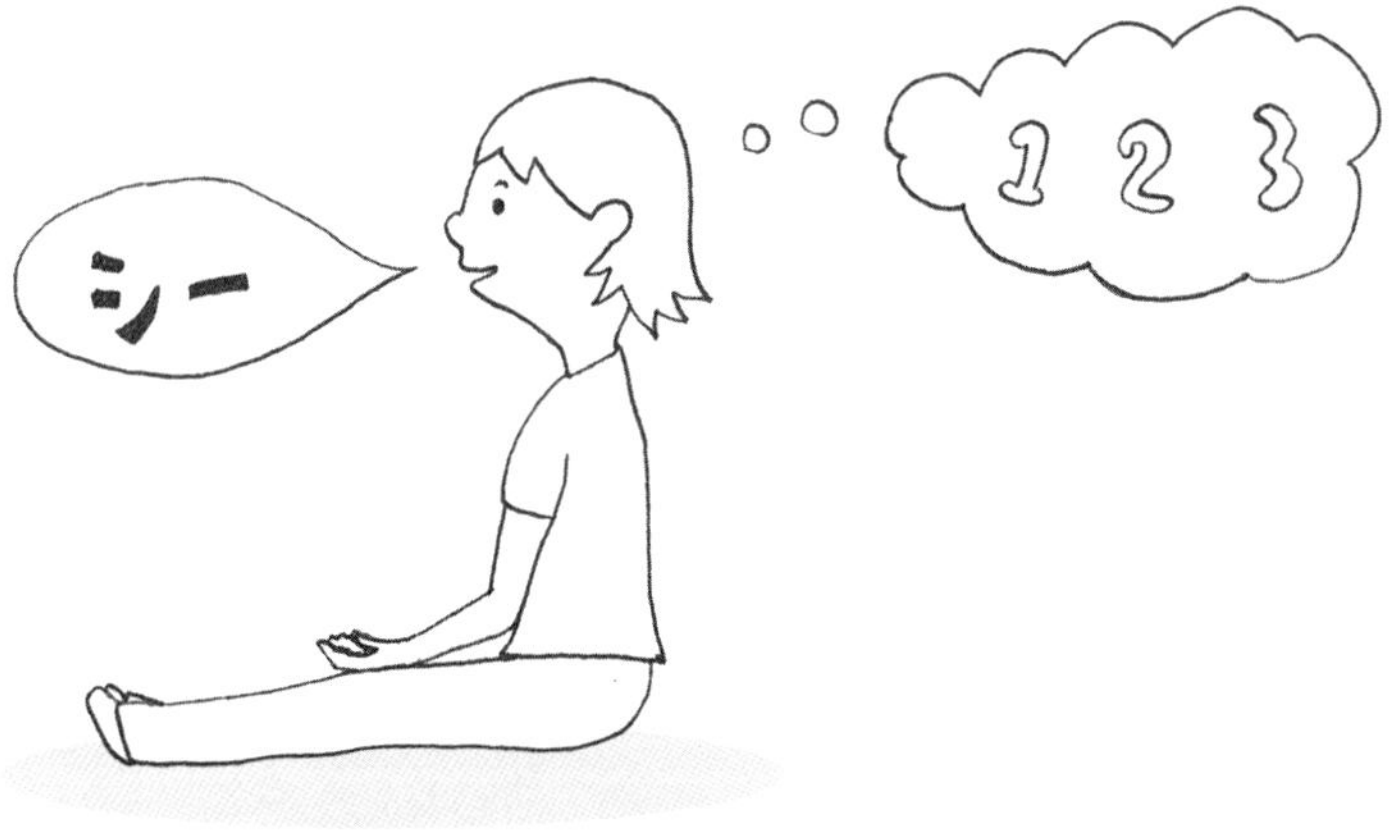


3

「シー」と発声しながら、心の中で5つ数えます。
＊5つ数えて息を吐き終わったら、自然に息を吸います。
同様に、7つ数える、9つ数えるとくり返します。9つ数えるまで行ったら、今度は7つ、5つ、3つと数をへらして、同様に呼吸を続けます。

2

「シー」と発声しながら、心の中で3つ数えます。
＊3つ数えて息を吐き終わったら、自然に息を吸います。丹田《たんでん》と呼ばれる下腹部（おへそから約7㎝下）を意識しながら行いましょう。

この方法は、発声しながら息を吐くため自分の声が耳に入ること、数を数えることから、雑念がわきにくい状態で意識を集中できるため、瞑想状態に入りやすくなります。

また、外で行うときなどは、無理に「シー」と発声する必要はなく、息を吐くだけでもかまいません。

時間は特に決まっていません。最初のうちは5分くらいを目安に行ってみてください。慣れてきたら、10分、15分と時間を延ばしてみましょう。一番大事なことは、瞑想を習慣化することです。毎日5分でも10分でも瞑想に取り組む習慣をつけることで、脳の構造が変わっていきます。

## 瞑想の方法～基本編～

発声やカウントを行わず、純粋に呼吸に集中する方法です。私や教室の生徒さんも、基本的にこの方法で瞑想を行っています。前ページの導入編に慣れたら、こちらも取り入れてみてください。

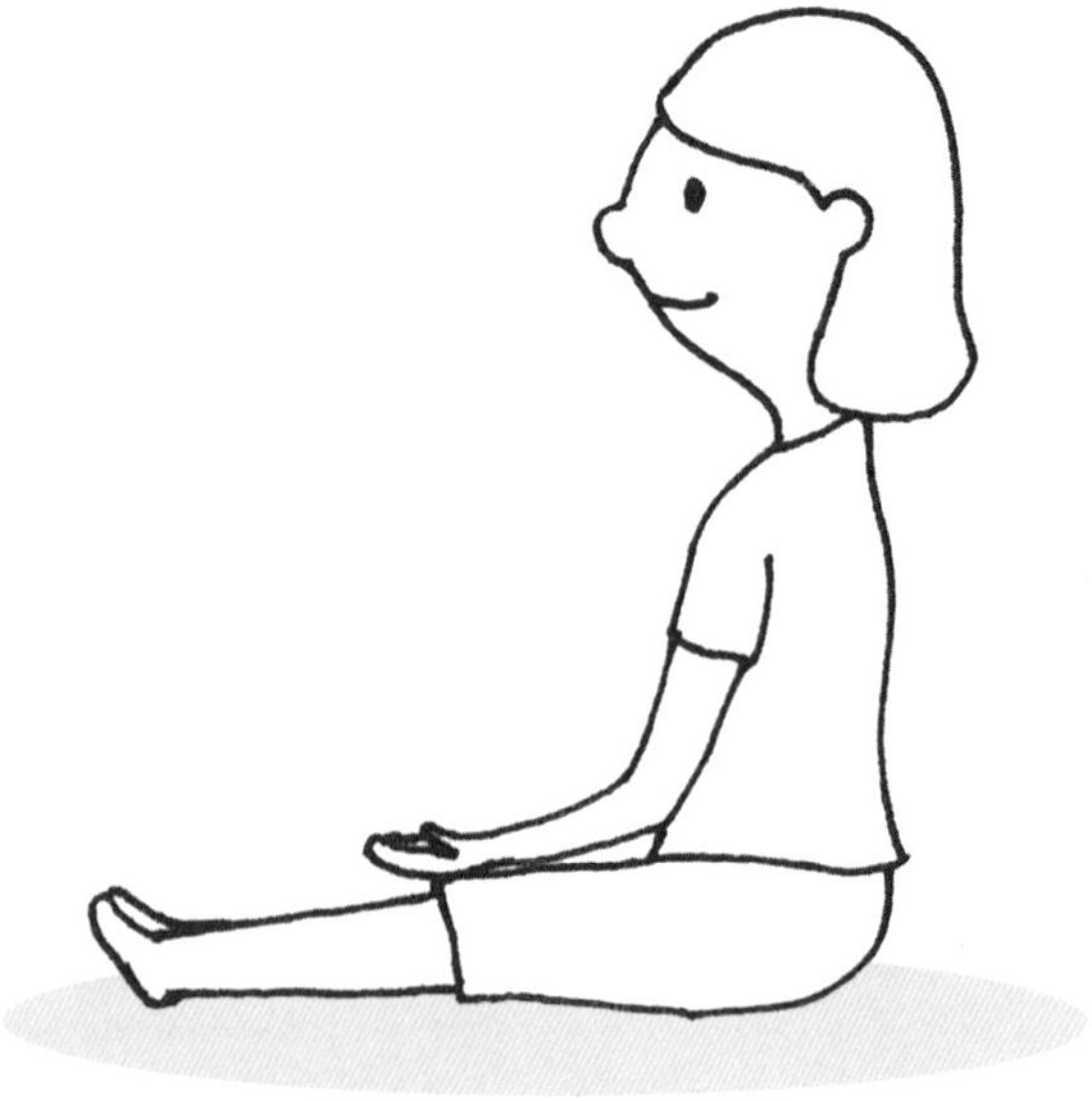

1

楽な姿勢で、背すじをスッと伸ばしましょう。導入編と同じく、どのような姿勢で行ってもかまいません。

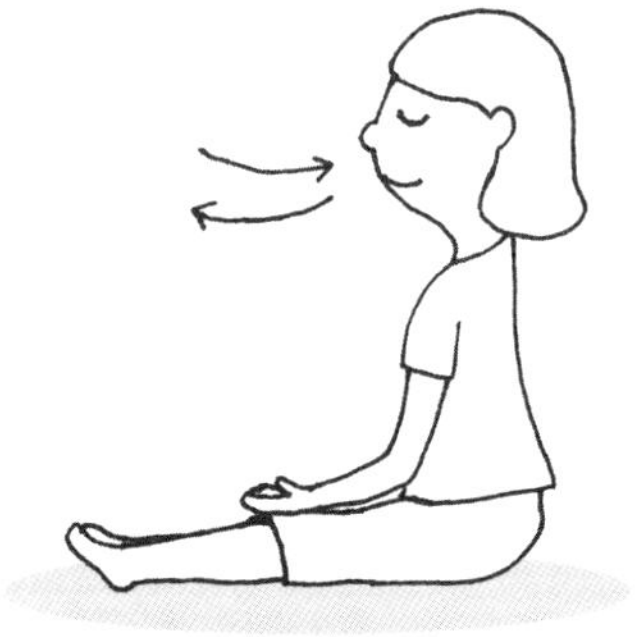

2

目を閉じて、呼吸に集中していきます。
＊教室では「呼吸を探す」といっていますが、呼吸をすると、肺が縮んだり広がったり、下腹がへこんだり膨らんだり、鼻腔《びくう》に風（空気）が出入りしたりと呼吸を感じられる体の変化があります。これらの変化を見つけたら、一箇所を特定し、変化を感じながら呼吸をしましょう。１分間ほど行います。

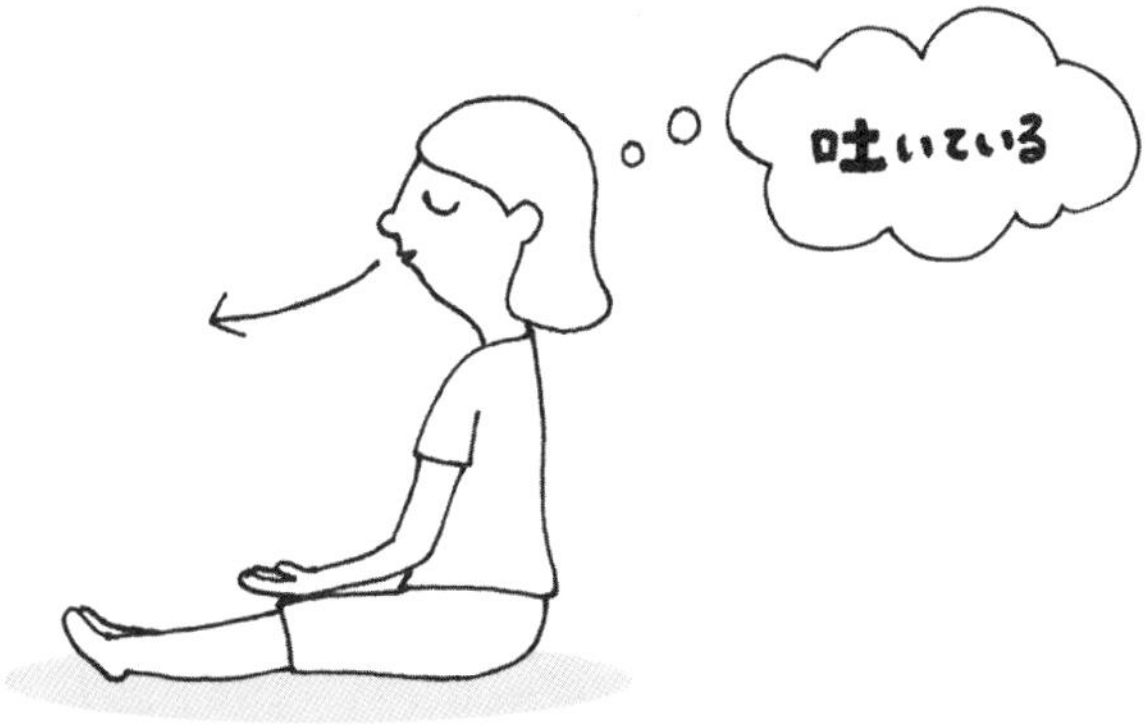


3

息を吐くときだけ、「吐いている」と心で唱えます。
＊瞑想の呼吸に慣れてきたら、息を吐くときだけ「吐いている」と心の中で唱え、呼吸への集中を続けましょう。
最初のころは、雑念と集中を行ったり来たりすることになるでしょう。それでかまいません。何かの考えや雑念がわいたり、周囲の音が気になったりしたら「考えた」「音が聞こえた」と心で唱え、次の呼吸からまた「吐いている」と、もとの状態に戻します。これを続けましょう。

この方法も、時間は特に決まっていません。最初は５分くらいを目安に行ってみてください。慣れてきたら、10分、15分と時間をふやしていくといいでしょう。瞑想状態に上手に入れると、30分、１時間と行えるようになります。

## 瞑想の方法～応用編～

「外界の情報を遮断し、深い呼吸に集中する」のが本書で紹介している瞑想の特徴です。瞑想は静かな状態のほうが入りやすいのですが、あえて喧騒の中で騒音を客観的にとらえ、呼吸や体の声に意識を集中させるのが、この応用編の特徴です。電車の車内や駅のホーム、にぎやかな街角のカフェなどで行ってみてください。

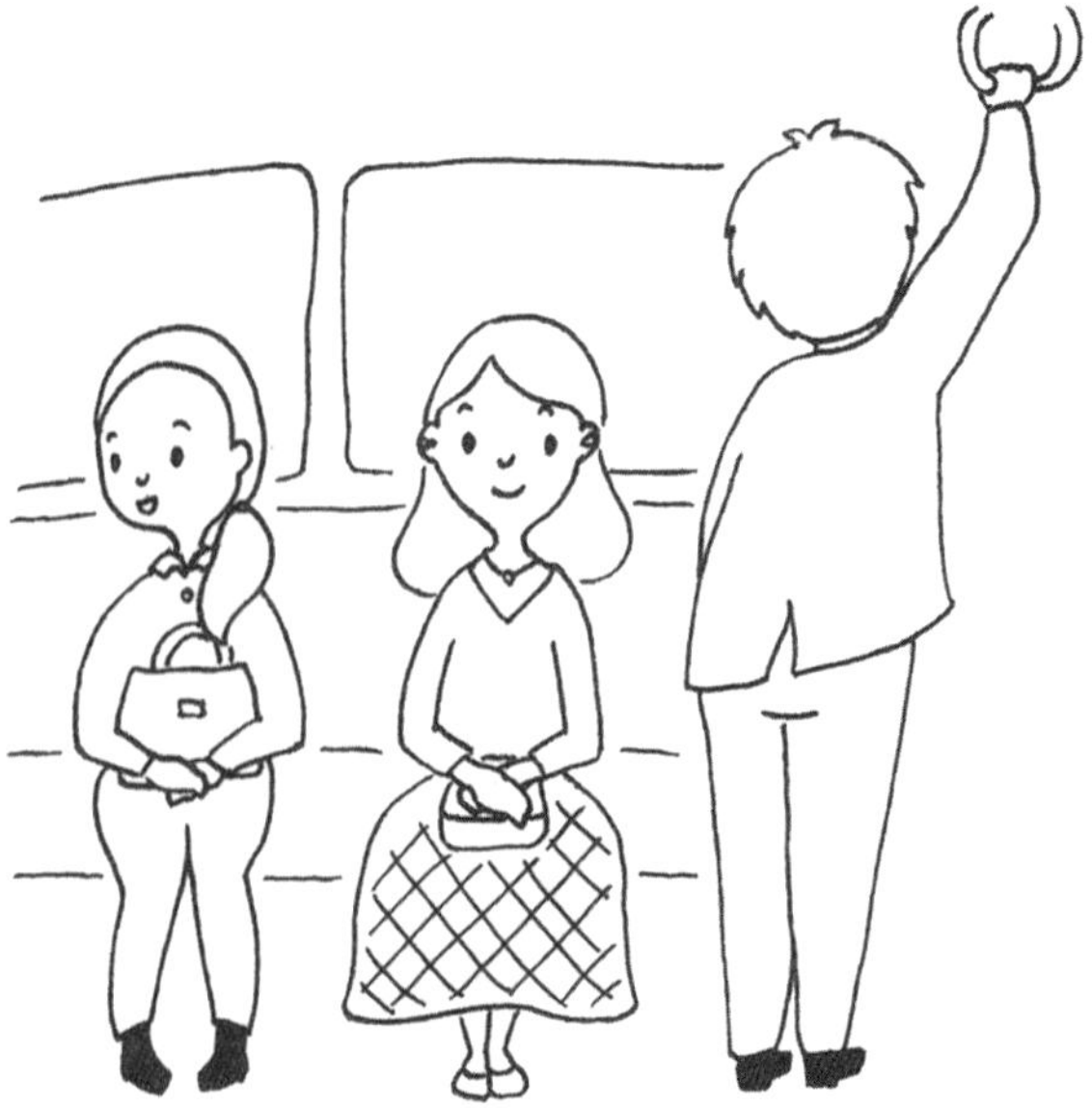

1

耳栓《みみせん》をし、外の音をシャットアウトします。
＊座っていても立っていても、場所や姿勢はどのような形でもかまいません。外界の情報（音）を効率よく遮断するために耳栓を用いますが、耳栓がない状態で行ってもかまいません。

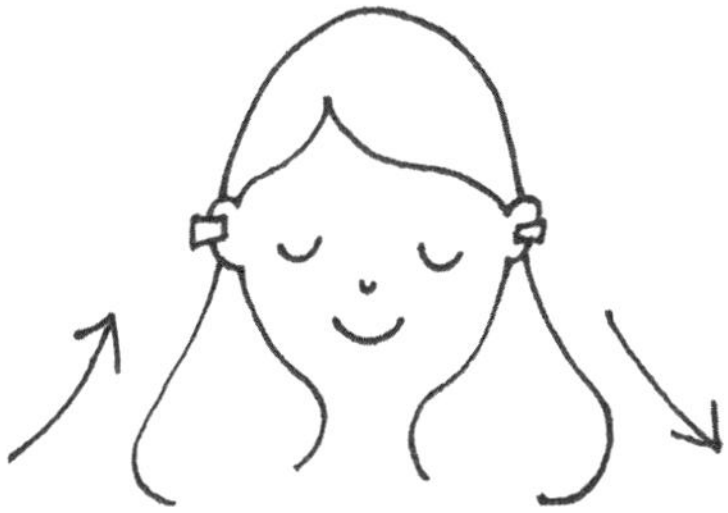

2

目を閉じて、呼吸に意識を集中させます。
＊にぎやかな場所で行えば、耳栓をしていてもなんとなく音が入ってくるものです。外界の音は外界の音として客観的にとらえつつ、呼吸に意識を向けましょう。

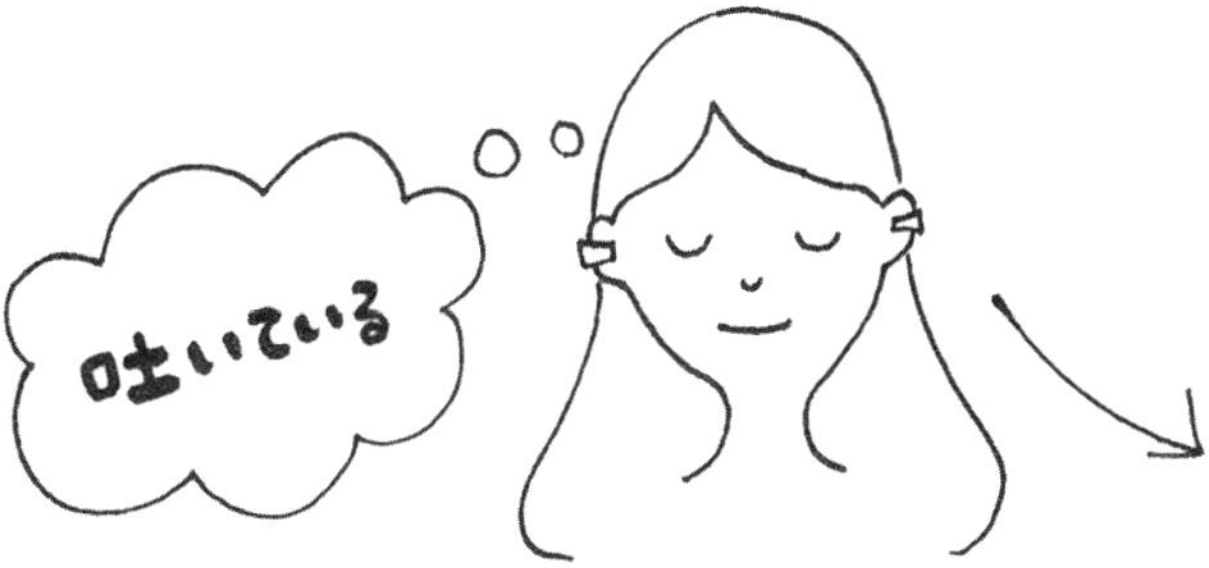


3

息を吐くときだけ、「吐いている」と心で唱えます。
＊瞑想の呼吸に慣れてきたら、息を吐くときだけ「吐いている」と心の中で唱え、呼吸への集中を続けましょう。何かの考えや雑念がわいたり、周囲の音が気になったりしたら「考えた」「音が聞こえた」と心で唱え、次の呼吸からまた「吐いている」と、もとの状態に戻します。これを続けましょう。

瞑想 体験談

# 瞑想効果で頭のスイッチが替わり食も健康的に

東野美和さん（仮名）　60歳　パート

## 冷蔵庫の野菜室に大袋のチョコレートを隠していた

夜、仕事から帰った私が一番にすること。それは、冷蔵庫を開けてチョコレートを食べることでした。

板チョコなら2枚はペロリ。好んで食べていたのは、一口サイズのチョコが詰まったファミリーサイズの大袋です。独り占めしたかったので、家族に見つからないよう、冷蔵庫の野菜室に隠したりしていました。

なんでそれほどまでにチョコレートを食べてしまうのか。

もともとからチョコレート好きということもありますが、それが私の唯一のストレス解消法だったのです。

結婚してから20数年、夫婦で蕎麦《そば》屋を営んでいたのですが、朝の9時から、店を閉める夜の9時までずっと忙しく立ち働く日々でした。自宅に帰ってホッとすると、チョコレートを食べずにはいられませんでした。冷蔵庫にチョコレートがないと、不安になるほどだったのです。

今になって思えば立派な「チョコレート依存症」ですが、当時はそんな認識もありませんでした。

不思議なことに、これだけチョコレートを食べても体重は48kgを維持できていましたし、糖尿病などの病気もなし。吹き出物ができるということもありませんでした。

さて、その蕎麦屋をたたみ、半年がたった頃、大変な悲劇が私を襲いました。

夫が心筋梗塞《しんきんこうそく》で、突然亡くなってしまったのです。当時、夫は慣れない警備の仕事に就いていて、そのストレスがたたったのかもしれません。

その年、気落ちしていた私を見かねたのか、いとこが私を本田ゆみ先生の教室に誘ってくれました。瞑想は、それからの習慣となっています。

瞑想をするのは、主に朝と夜です。

朝はまず布団の上で、目をつむってゆっくりと深呼吸をして5分程度行います。

夜は毎日、お風呂上がりに寝巻を着て、ソファの上で行います。あぐらをかいて、ひざの上に手を置いてやっています。

時間は決めていませんが、気がつくと30分、40分と続けていることもあります。たまに、どうしてもだるくてきちんと瞑想できない時もありますが、そういうときは布団に入って横になりながら目を閉じて瞑想のまねごとをします。そうすると、眠りにつくまでの時間、なんだかほんわかして心地よいのです。

教室で「瞑想はかまえなくていいんですよ」と聞いたので、こういうのもありかなと思っています。

## 気付いたら酒量までもへっていた

瞑想を続けるうちに私に現れた一番大きな変化は、チョコレート依存症がなくなったことです。チョコレートをやめたいと思っていたわけではありません。「そういえば、昨日チョコを食べなかったな」という感じで、自然と治まってきたのです。

チョコレートが嫌いになったわけではないので、ときには食べます

瞑想体験談

が、そんなときでも1かけ食べたら満足できます。あれほど執心していたチョコレートを食べなくなった私に、子どもが「お母さん、どうしたの？　具合でも悪いの？」と聞いてきたほどです。子どもにとっても、私の変化は驚きだったのでしょう。

それと、酒量にも変化がありました。

蕎麦屋をやっていたころから、お米は食べず、お酒とつまみが食事の中心でした。お酒は主に日本酒とウイスキー。一番飲めたときは、毎晩日本酒で2～3合はいきました。ウイスキーは寝酒用にジャンボサイズを買って、濃い目の水割りを毎晩のように飲んでいたのです。

主人からは、「休肝日を作れ」とたびたび注意されていました。

それが、だんだん飲めなくなってきたのです。

この前、久しぶりに居酒屋に行ったらサワー1杯で十分になっていて、自分でも驚きました。お酒を飲まなくなったら、ご飯をおいしいと感じるようになりました。

また、瞑想は仕事でも取り入れています。今はスーパーマーケットでパートとして働いていますが、寿司部門でリーダー的な立場を任せてもらっています。忙しくて目の回りそうなときほどミスが多く、ロスも出てしまいがちです。そんなときに少しだけ場を離れて1分でも3分でも瞑想を行うと、その後の効率が全然違うのです。

いっしょに働いているスタッフにも、仕事中の瞑想を勧めています。最初は「みんなが忙しくしている中で、自分だけ手を止めて瞑想なんて……」と抵抗していた仲間も、今では瞑想の効果を理解してくれて、いっしょにやってくれます。

瞑想には、集中力を高め、理路整然と考え、直観力を研ぎ澄ます力があるのではないかと思うのです。また、人とコミュニケーションを取るのも上手になりました。

まさに、瞑想で頭のスイッチが切り替わったような感じです。

食が健康的になったことも、人付き合いが円滑になったことも、本当にすべてうれしい変化です。こうした生活を続けるためにも、瞑想は今後もずっと続けるつもりです。

瞑想 体験談

# メンタル面で強くなり落ち込みやミスが解消された

藤良美恵さん（仮名） 49歳 パート

## 引きこもりの息子を抱え心が崩れそうだった

瞑想と出合ったのは、私が、自分の心の問題や、高校生の息子の問題を抱えていたからです。

当時、息子は学校を休みがちで、薬を大量に摂取し、リストカットをくり返していました。別の部屋にいる私にリストカットをした写メールが送られてきたときは、たいへんなショックを受けました。そしてある日、何を思ったか腕の見える範囲すべてにタトゥー（入れ墨）を入れて来てしまったのです。

こんなことではまともな就職先が見つかるはずがない、私はこの子の面倒を一生見なくてはならないと、どん底に陥ったような気分で心が崩れそうでした。

私はもともと周囲の人と比べて自分が劣っているというコンプレックスが強く、だれか評価してくれる人がいても信じないようなところがありました。周りの人の感情に過剰に反応してしまい、パニック状態に陥ることもありました。この状況をなんとかしたくて、心理療法を集中的に受けました。そこでは40年来の考え方のクセがあったことなど、たくさんのことに気付きました。混乱せず現実をありのままに受け入れるコツがわかってきたのです。この気付きをより深くしっかりさせたいと、瞑想の講座を受けることにしたのです。

初めての瞑想は、うまくできたとはいえません。雑念や感情が次々と思い浮かんでしまい、なかなか集中できないのです。でも、次の呼吸でまた瞑想に戻ればいいと先生が励ましてくださいました。

また、もうあのパニックのような状況にはなりたくないという強い気持ちが、根気よく続ける原動力になりました。それから3年、今では瞑想は私の生活の一部となっています。

今は朝、起きたら着替える前に、布団の上で行っています。目をつむり、あぐらをかいて手のひらを太ももの上に置き、息をゆっくりと吐きます。慣れてきたら、バスの待ち時間や電車の中でもできるようになりました。

瞑想体験談

## ミスやトラブルへの対処もうまくなった

瞑想を続けていちばん変わったと思うのは、やはりメンタル面です。いちいち落ち込んだり、周りの状況に対してオドオドしたりすることがなくなりました。

これは特に仕事で大いに役立っています。私は雑貨と衣料を扱うお店でパートとして働いているのですが、失敗してしまったときの気持ちが、前と全然違います。

以前はミスをしたら、「申し訳ない」「どうしよう」とグズグズするばかりでした。今は事実を冷静に受けとめて「失敗してしまった。では今からは何をすればいいのだろう」というように、パッと切り替えることができるのです。

また、人を相手にする仕事ですから、話がうまく伝わらずにお客様に誤解されて怒られてしまうこともあります。そんなときも、しっかりと説明することができるようになりました。それでも相手の感情が治まら

瞑想体験談

ないときもありますが、そんなときは「私はいうべきことを伝えたのだからそれでいい」と考えられるようになりました。

今は本当に毎日心楽しく仕事をしています。自分が楽しく働けば、お店の雰囲気もよくなり、お客様にも喜んでもらえる。それがベースにあるから、笑顔で、お客様の求めているものを考えながら接客できます。

それはお店にとっても利益につながると思います。このように取り組むうちに、お客様から、「ここに来てあなたに会うだけで癒される」と、おほめの言葉もいただけるようになりました。

息子もすっかり落ち着いてきて、今はリフォーム会社で働いています。偶然出会ったそこの社長さんに、自分で話をつけてきたのです。

息子がリストカットを続けていたとき、私はうろたえるばかりでした。「そんなことやめなさい」といっても聞くはずもありません。言葉で何をいうよりも、私が変わったことで息子も変わったのだと思います。

瞑想を始めてから、人生が確かにいい方向に流れていることが実感できています。この先も一生の習慣として続けるつもりです。

第四章

# 「運動」

## ――左右の脳のバランスを整える習慣

# 現代社会は右脳が弱りやすい環境にある

前章では「体を動かさない」瞑想《めいそう》で脳の機能を改善する内容を紹介しましたが、この章では「体を動かす」こと、つまり運動が脳に及ぼす影響について触れたいと思います。

私は若いころから本を読んだり勉強したりするのが好きだったせいか、運動全般が苦手でした。それがコンプレックスとなり、運動と縁を切るというよりは、逆に細々とではありますが、暇を見つけてはテニスなどの運動を続けてきました。

しかし、数年前に「NIRS（近赤外線《きんせきがいせん》）を用いて脳の血流を調べる検査。46ページ参照」で検査したところ、私自身の右脳の血管の反応が悪いことがわかりました。それ以来は、短時間にせよ、毎日必ず、さまざまな種類の運動を生活に取り入れるようにしています。

努力のかいがあってか、最近、再度NIRSで検査してみると、右脳の血管の反応も左脳並みに改善してきました。

では、なぜ「運動」なのでしょうか。

私の学生時代を思い起こすと、スポーツに秀でてなおかつ勉強のできる人間も少数はいましたが、本当に少数であり、普通は勉強が得意だと運動は苦手、スポーツが得意だとテストの成績がいまいちなど、どちらかに偏っていることが多かったように思います。

それはおそらく、両者にかかわる脳の部位の違いによるものでしょう。スポーツは空間の中で体を動かすため主に右脳がかかわり、勉強は言葉や論理が関係するため主に左脳がかかわっています。つまり、左脳と右脳の両方をうまく使いこなすことが、いかに難しいかということです。

私も、最近は極端に勉強に熱中するということは少なくなりましたが、たまにパソコンを使って論文などを書くと、そのあと廊下を歩いたときに人にぶつかりそうになったりすることがあります。このようなとき、「左脳を使いすぎて、右脳の空間認識力が低下しているなあ」と感じるのです。

現代は体を動かすことが少なくなったかわりに、パソコンを使うことやデスクワークが非常に多くなりました。これは、言語や論理が関係する左脳を使い、空間の認識やコミュニケーションにかかわる右脳を使っていない状態です。そのせいか、右脳が弱った人がふえている気がします。

脳や精神においても、アスペルガー（発達障害の1つ）のような「人に接することが苦手」、「人とコミュニケーションを取れない」という症状や病気が、若い人を中心にふえています。

これも、左脳を使いすぎて右脳が弱っている弊害《へいがい》といえるように思います。昔と違って、外で子どもが暗くなるまで友達と遊ぶことが少なくなりました。そういった社会背景も一因となっているのでしょう。

また、年を取れば取るほど、右脳の機能は低下することがわかっています。

そのひとつの理由には、年を取ると運動をする機会がへることも関係しているでしょう。デスクワークなどで左脳を使う機会がふえていく一方で、体力が衰える、機会がない、心身の活力が低下するといった理由で、意識的に行わない限りは運動をする機会がへっていきます。

ちなみに、すべての高齢者の右脳が弱っているわけではありません。たとえば大工さんなど、言語を使うことよりも物や空間を対象とするような職業に就いている人は、高齢であっても若者並みに右脳の血管反応がよいことが私たちの実験でもわかっています。これは職業柄、右脳を常に使っているためでしょう。

いずれにしても、社会全体の流れとしては、左右の脳のバランスがくずれやすく、右脳が弱りやすい環境になっているといえます。

そこでお勧めしたいのが、弱りがちな右脳を手っ取り早く使うことができる「運動」というわけです。

最近は肥満、高血圧、糖尿病といった生活習慣病が増加していますが、運動はこれらの生活習慣病の予防、改善につながります。

ひいては、心臓病や脳卒中《のうそっちゅう》（脳梗塞《のうこうそく》、脳出血、くも膜下《まくか》出血）といった重篤《じゅうとく》な病気の発生率を下げるため、最近はウォーキングなどの運動に取り組む中高年がふえています。これは、体の健康にとって非常に歓迎すべき傾向です。ジョギングをする人は長生きするという報告も散見されます。

そして、運動は、中高年から始まる脳機能の低下や、さまざまな脳の病気を予防・改善することが、科学的にも判明してきました。

たとえば、アルツハイマー病は、「帯状回《たいじょうかい》」や「海馬《かいば》」という脳の部位の血流が低下することが発症の発端であるとわかってきています。運動には全身の血流をふやす作用がありますから、結果として帯状回や海馬の血流低下を防ぎ、アルツハイマーの発症を予防するわけです。

## さまざまなアプローチで脳機能を改善する有酸素運動

では、具体的にどのような脳の病気が改善されていくのでしょうか。国内外で、以下のような例や研究が報告されています。

### ●アルツハイマー病や認知症の予防

6カ月間の運動プログラムで記憶障害のある高齢者の認知機能が改善した、運動をしている中高年はアルツハイマー病を含め認知症になる可能性が低いなど、アルツハイマー病や認知症の予防に関しては、数多くの症例、研究が報告されています。

運動の中でも、有酸素運動による効果の例が多いことも1つの特徴です。有酸素運動とは、脈拍が1分間に110から120を超えない範囲で、軽く汗ばむ程度の運動です。実際には、早足でのウォーキングやジョギング、サイクリング、水中ウォーキング、水泳（127ページ参照）などが該当します。

認知症やアルツハイマーを発症していない健康な高齢者も、有酸素運動を行うことで認知機能や注意力が改善したという報告があります。

さらに、認知機能がすでに低下してしまっている高齢者でも、有酸素運動でその機能が改善しました。ちなみにこの報告では、男性よりも女性のほうが認知機能の改善がよりはっきりと見られたということです。

また、パーキンソン病（脳内で運動を調節している神経回路が異常をきたし、手足が震えたり体が思うように動かなくなったりする進行性の病気）の症状が改善したという報告もあります。認知症や認知機能の改善、アルツハイマーといった脳にかかわるさまざまな病気の予防に運動が有効と考えられるでしょう。

## ●脳機能の改善

運動、特に有酸素運動は、さまざまなアプローチで脳機能を改善させていきます。

### ①脳、特に海馬の体積をふやす

２０１０年の報告ですが、高齢者が有酸素運動を行ったら、海馬の体積が増加したというものがあります。海馬は、記憶の回路を形成する重要な部位で、特に短期の記憶にかかわっています。

海馬の体積がふえる＝海馬が大きくなるということですから、そのぶん海馬の働きが活発になります。つまり、有酸素運動によって記憶力が改善するわけです。統合失調症という精神疾患の患者が有酸素運動を行った場合も、この海馬の体積増加が見られました。

## ②前頭前野《ぜんとうぜんや》の機能を活性化する

有酸素運動のうち、ジョギングを行うことで脳の「前頭前野」という部位の機能が活性化したという報告があります。前頭前野は第1章でもお話しした「大脳新皮質《だいのうしんひしつ》」の一部分であり、判断力や自発性といった人間脳の働きにかかわっています。前頭前野が活性化することで、判断力が改善したと考えられます。

## ③脳の血流を改善する

運動によって、脳の細い血管の血流が増加します。血流がよくなることは、脳を活性化する大きな要因です。

### ④神経伝達物質をふやす

運動をすることで、脳内のドーパミン、ノルアドレナリンといった神経伝達物質が増加することがわかっています。神経伝達物質とは、神経細胞間の情報の伝達を介在する物質の総称です。ドーパミンは、快感や多幸感、運動調節や意欲などにかかわる神経伝達物質です。もうひとつのノルアドレナリンは、興奮や覚醒の情報伝達にかかわる神経伝達物質です。ドーパミンやノルアドレナリンが少なすぎると、無気力や意欲の低下などにつながります（だからといって、多ければいいというものではありません。こちらも要はバランスの問題です）。運動によって、不安やうつ状態が改善するという報告もなされています。これも、神経伝達物質の増加に伴って起こる精神症状の変化と考えられます。

## 筋力強化から始めて無理なく行う

これまでは科学的な側面から、運動が脳機能の改善に役立つことを述べました。では、具体的にはどのような運動を取り入れるのがいいのか、私の考えをお話ししたいと思います。

やはり、先ほども申しあげた早足でのウォーキング、ジョギング、サイクリング、水中ウォーキング、水泳などといった有酸素運動を週3回以上、できたら1回につき30分以上行うのが理想です。

とはいえ、さまざまな理由で上記の運動が難しい人もいるでしょう。まず、高齢者には、ひざが痛くて運動ができないというかたが多くいらっしゃいます。この場合は、有酸素運動を含めた比較的激しい運動を行う前に、まず筋力をつけることが大事でしょう。そのためには、ゆったりした動きと軽めの負荷で、さまざまな部位の運動をすると有効です。いわゆるスロートレーニング（128ページ参照）です。

無理のない負荷をかけてのスクワット、腕立て、腹筋といった運動（トレーニング）をゆっくりと行うと、成長ホルモン（骨や筋肉を作る、身長を伸ばすといった働きをするホルモン）の分泌が促され、筋肉線維が容易に太くなります。短い時間で、自宅でも簡単にできるので、ぜひとも取り入れたい運動の1つです。

たとえば、スクワットであれば、完全に足を伸ばさずにゆっくりと足の曲げ伸ばしを行ってみましょう。持続的に足に負荷がかかっているため効果的です。

## 脳機能を改善する有酸素運動

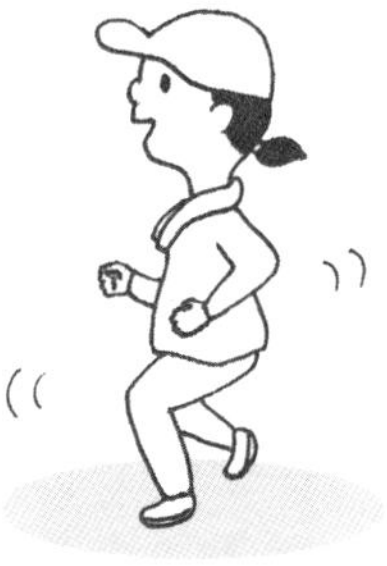

早足のウォーキングや
ジョギング

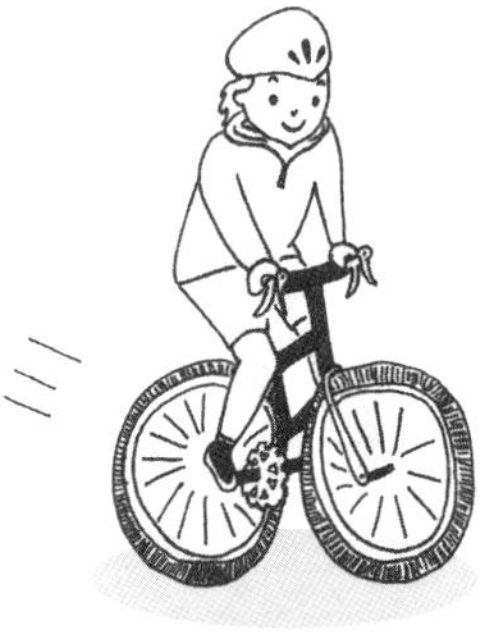

サイクリング

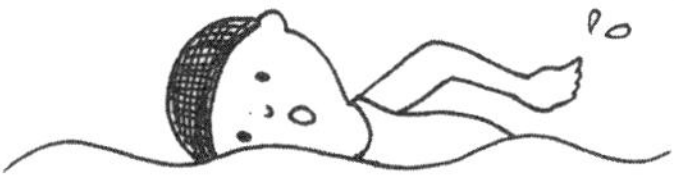

水泳

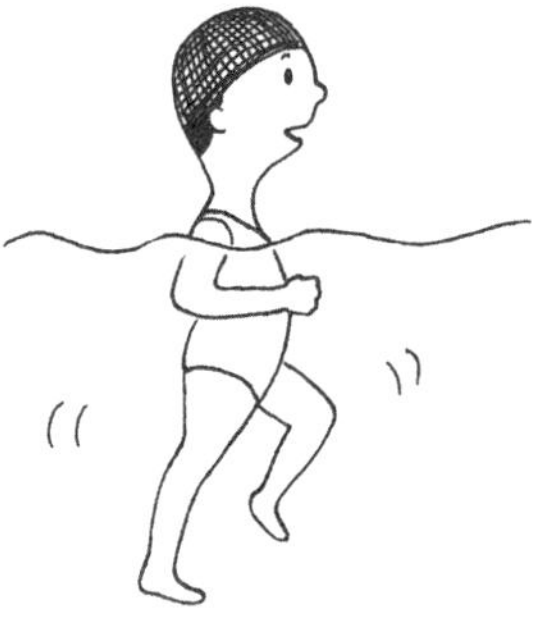

水中ウォーキング

上記のような有酸素運動（脈拍が１分間に110から120を超えない範囲で、軽く汗ばむ程度の運動）を週３回以上、できたら1回につき30分以上行うのが理想。

## 筋肉強化に効くスロートレーニング

### ●スクワット

**最初の姿勢：**両足を肩幅程度に開いて立ちます。腕は頭の後ろで組みましょう。

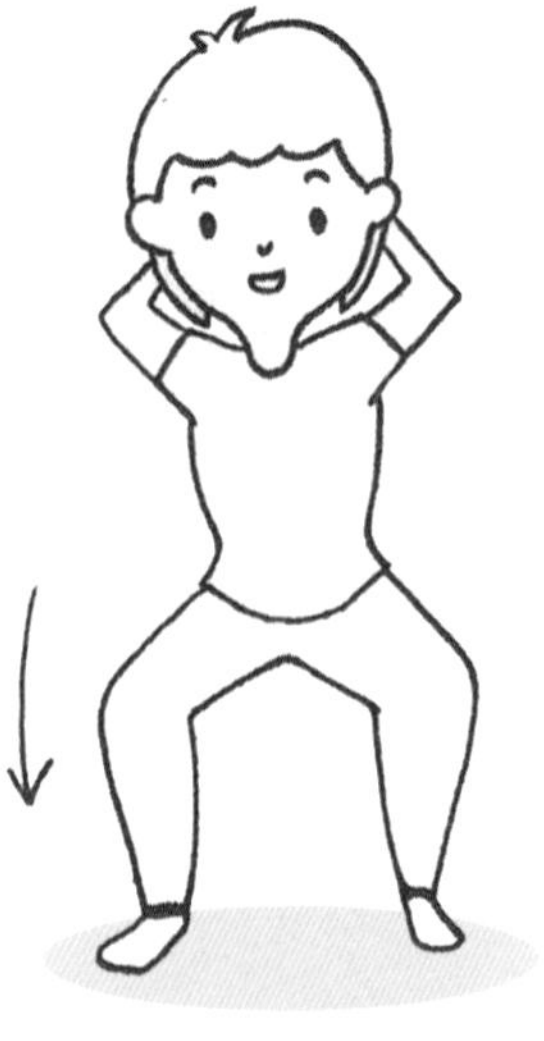

2

背すじを伸ばしたまま、ひざをゆっくり曲げていきましょう。

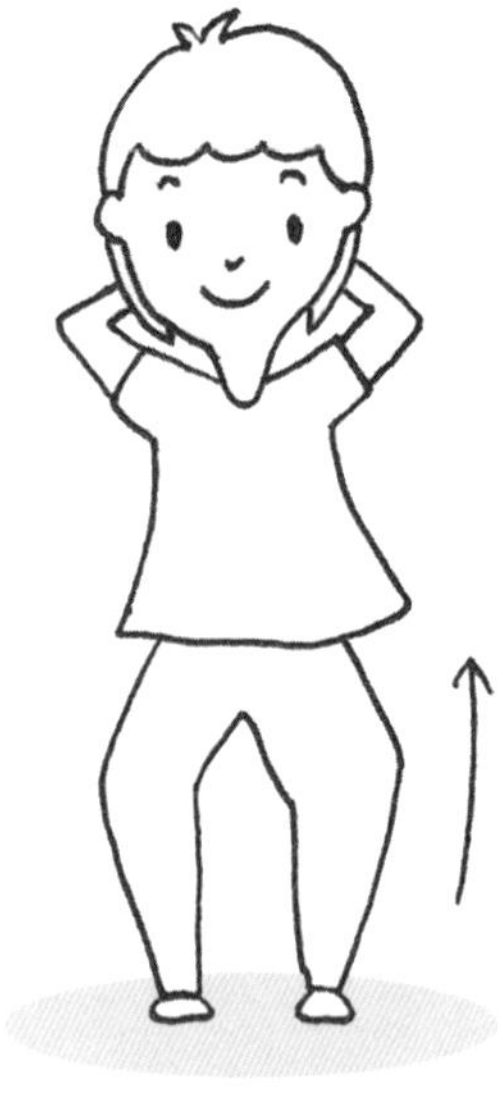

1

曲げたひざを戻していきます。ひざを伸ばしきらないのがポイント。

※1～2をゆっくりとくり返します。10回を目標に、無理のない範囲で行いましょう。

## ●腹筋

**最初の姿勢：**あお向けになり、ひざを曲げます。手は頭の後ろに回します（そうすると、首に負担がかかりにくくなります）。

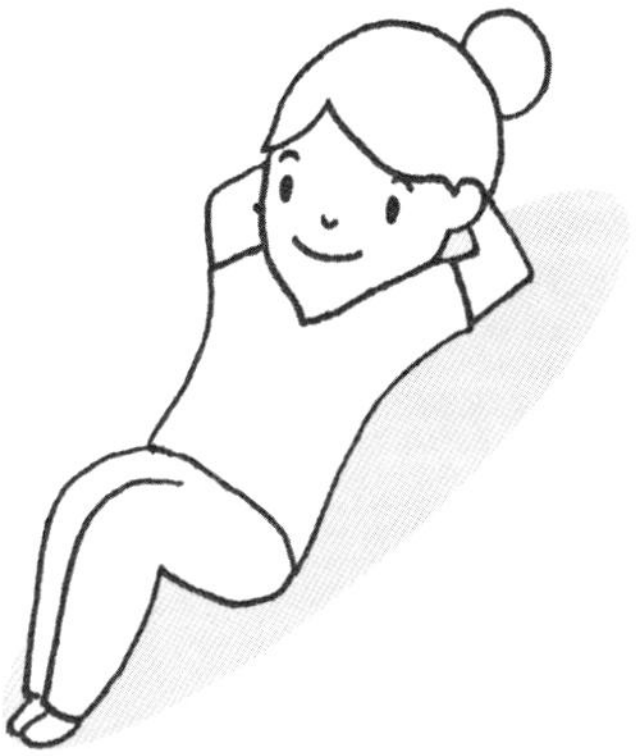

1

手が床につかないよう、ほんの少しだけ上体を持ち上げます。

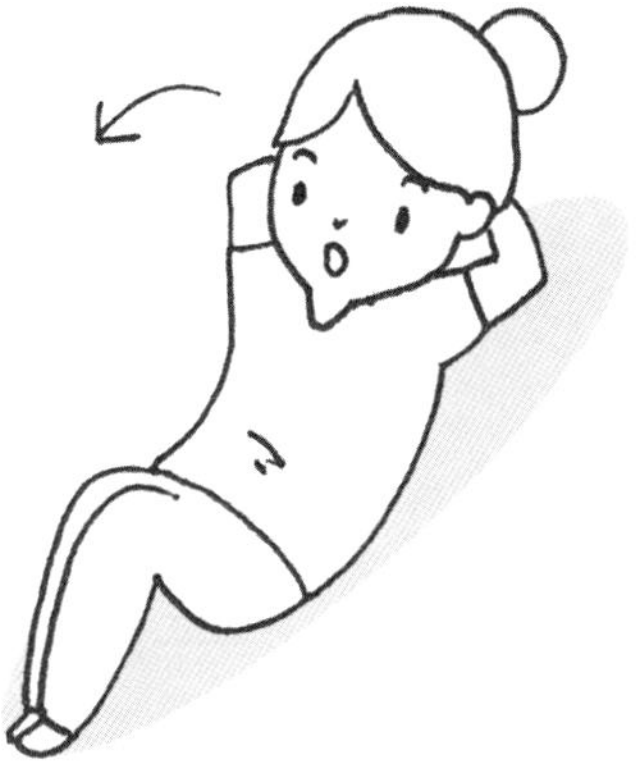

2

おへそを見るように、みぞおちから上の上半身をゆっくりと上げ、1の姿勢に戻します。

※1～2をゆっくりとくり返します。10回を目標に、無理のない範囲で行いましょう。

特に何回がいいという回数は決まっていません。できたら一度に10回は行えるといいのですが、疲れすぎないよう、無理のないように休憩を入れたりして、できる範囲で行ってみてください。筋肉を太くすることで歩行が安定し、行動範囲が広がり、脳機能の改善にもつながっていきます。

そして、スロートレーニングに加えて、もう1つ筋力強化のためにお勧めしたいのが「真向法《まっこうほう》」（132ページ参照）です。腰回りの筋肉を強化する体操で、私もほぼ毎日行っています。

床に座って足を伸ばした状態で前屈《ぜんくつ》する、座って足裏を合わせた状態で前屈する、開脚した状態で上体を前屈する、割り座の状態で後屈《こうくつ》するという、4種類の極めて簡単な運動です。しかし、方法は簡単ながら、これが腰痛の予防、改善に極めて効果的なのです。

10年くらい前、突発的な腰の激痛に何回か襲われたことがきっかけで私もこの体操を始めたのですが、以来一度も腰痛が起こっていません。

腰痛の大半は、原因が不明といわれています。さまざまな要因があるとは思いますが、昨今の運動不足やデスクワーク過多から考えると、おそらく、ふだんの日常生活で腰を動かさないため、腰周辺の血流が低下するなどして痛みが出るのでしょう。もし、読者の皆さんや周囲のかたで原因不明の腰痛に悩んでいるかたがいるようでしたら、ぜひとも試してほしい体操です。

私の外来にいらっしゃる腰痛持ちの患者さんにもこの体操を勧めていますが、ほとんどのかたの痛みが改善しています。次ページではイラストを用いて方法を紹介していますので、そちらも参考にしてください。

真向法の創始者である長井津氏《ながいわたる》は、42歳のときに脳溢血《のういっけつ》（脳内での出血）を発症し、半身不随《はんしんふずい》の状態になりました。健康も職も失って心身ともに落ち込んでいた折、やりきれない心が救われないものかと、ふと仏縁《ぶつえん》に目覚めたのだそうです。長井氏の生家がお寺だったこともあるのでしょう。

お経を聴く際、寺院の仏弟子たちは腰を完全に2つ折りにして両手を伸ばし、手のひらで相手の足を受け、相手の足に自分のひたいをつけるような姿勢（頭面接足礼《ずめんせっそくれい》）で釈迦に礼を表していたそうです。長井氏も、仏典を学ぶには礼を尽くすべきだと考え、この動きをしようとしたのですが、なかなかうまくいきません。そこで、この礼拝体操というべき「おじぎ」の練習に励むことになりました。この動きが、真向法の原点となったのです。

頭面接足礼や、両手・両ひざ・ひたい（すなわち五体）を地面に投げ伏して礼拝する五《ご》

## 腰痛改善や基礎体力の向上に効く真向法《まっこうほう》

真向法、すべて行っても3分程度で行える、手軽な体操です。
1～４の体操に分かれています。
いずれも決して無理をせず、体が曲がる範囲内で行ってください。

### ●第1体操

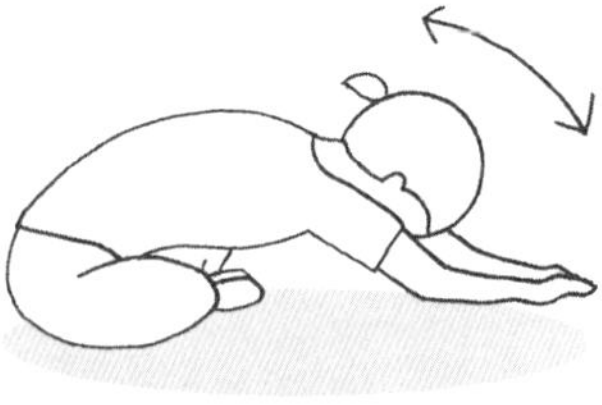

**1**

床に座り、両足の足裏どうしを合わせます。かかとと股の間を、握りこぶし１つから、１つ半ぐらい空けます。ひざをできるだけ床に近づけ、背すじを伸ばしましょう。

**2**

息を吐きながら、ゆっくりと上体を前に倒します。

**3**

息を吐ききったら、倒した上体を起こします。倒す→起こすを10回くり返します。

### ●第2体操

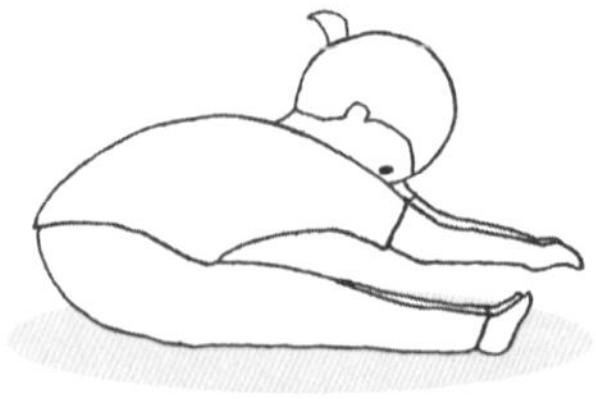

**1**

床に座り、両足をまっすぐ伸ばします。足首は床に対して直角になるようにしましょう。

**2**

ひざを伸ばしたまま、息を吐きながら、ゆっくりと上体を前に倒します。

**3**

息を吐ききったら、倒した上体を起こします。倒す→起こすを10回くり返します。

## ●第4体操

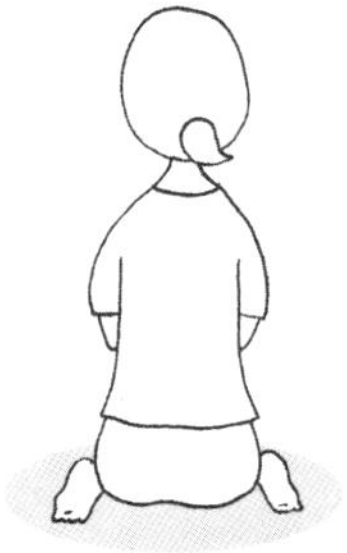

1

正面の状態から、両足をおしりの幅だけ広げ、その間におしりを下ろします。できるだけ両ひざをつけるようにしましょう（この座り方を「割り座」といいます）。

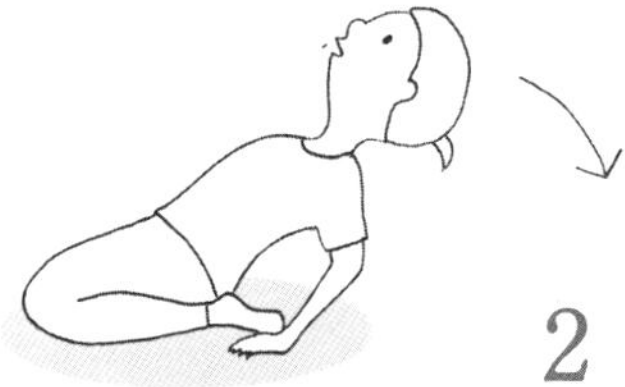

2

上体を少しずつ後ろに倒していきます。

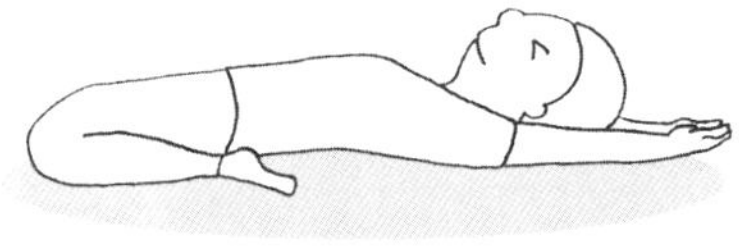

3

完全に上体が倒れたら、両腕をまっすぐ伸ばします。その姿勢のまま、1分ほどゆっくりと腹式呼吸を行います。
※ひざの悪い人や体の硬い人は無理のない範囲で行いましょう。

## ●第3体操

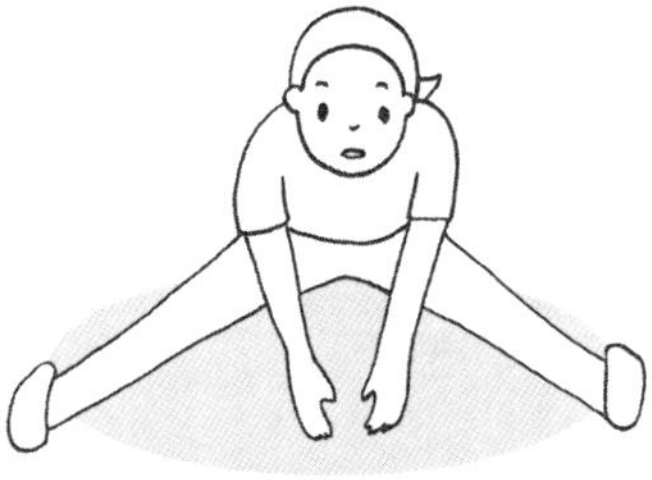

1

床に座ったまま、両足を120〜130°くらい開きます。（開かない場合は90°くらいでかまいません）。足首は少し立てましょう。

2

ひざを伸ばしたまま、息を吐きながら、ゆっくりと上体を前に倒します。

3

息を吐ききったら、倒した上体を起こします。倒す→起こすを10回くり返します。

体投地《たいとうち》の動きを続けていくうちに、硬かった腰が柔らかに屈伸できるようになり、脳溢血の後遺症《こういしょう》で不自由だった体も次第に動くようになりました。最終的には医師から「治らない」と宣告された脳溢血の後遺症を克服し、病前以上の健康を得たとのことです。

チベット仏教では、五体投地をしながら聖地まで進んでいく修行がいまだに行われています。宗教的な礼拝の動作から生まれた動きが健康にも結びつくということが、この修行が現在に至るまで行われている理由の1つなのかもしれません。また、真向法は私自身が続けている体験から腰痛改善や基礎体力の向上にお勧めしたい運動として本書で紹介したわけですが、その成り立ちに脳の病気がかかわっていたというのも、何か不思議なものを感じます。

## 運動は仕事の能率を上げるのにも役立つ

さて、話を戻しましょう。

ひざ痛などの高齢者に加え、肥満のかたも、運動には少々注意が必要です。

運動不足の肥満のかたがジョギングなどをいきなり始めると、ひざや心臓に負担がかかったり、腰を痛めたりすることがよくあります。こちらも、先に上記のスロートレーニングや真向法などで筋肉や体力をつけることから始めましょう。筋肉がつけば代謝《たいしゃ》（体内での物質の処理）がよくなり、やせやすい体を作ることもできます。また、有酸素運動の中では、水の浮力でひざに負担がかかりにくい水中ウォーキングがお勧めです。

最後に、忙しくて運動なんてできない、というかたです。

第2章の「アホエンオイル（ニンニク油）」の際にも申し上げましたが、脳機能の改善にはある程度の努力というものも必要です。通勤の際に駅を1つ手前で下りて歩いてみる、エスカレーターやエレベーターではなく階段を使うなど、日常生活の中でもできる運動は数多くあります。まずは始めてみましょう。きっと体を動かすことの楽しさや気分のよさに気がつくはずです。

通常、運動をする目的は、脳を含めた健康の維持が大きな目的です。しかし、脳に対しては、ほかにもさまざまな役割があると私は考えています。

私の場合ですが、何か考え事があるときに、1時間くらいかけてゆっくりとジョギングをします。そうすると、いい考えがふと浮かぶことが多々あります。さらに、机の前に座って考え続けて得た答えより、汗をかきながら考えついたことのほうが、何か足が地についていたり、後々納得できたりする考えである気がします。

逆に、考えないために運動をすることもあります。たとえばテニスなどのボールを使った運動は、頭をからっぽにしてボールに集中し、全身を使ってボール打つ必要があります。ふだんと違う脳を使うという意味で、脳（この場合は左脳）の疲れを取るのに役立っています。パソコンに向かったり、言語を駆使したりなど、一般的に知的と区分される職業に就いている人ほど、このような右脳の集中を必要とする運動が脳の疲れの解消になり、本業の能率を上げるのに役立つはずです。

## 自然を相手にする運動は右脳を活性化する

また、合気道や柔道といった日本の武道は、右脳を非常に活性化してくれます。体を動かす、空間認知力を高めるといったメリットはもちろんのこと、右脳を究極の境地に導く可能性を秘めているからです。

すべての武道は、極めていくと「己を無にして相手と一体となる」「天地と一体となる」といった心境に達するようです。最近私は合気道を習い始めましたが、合気道の創始者である植芝盛平《うえしばもりへい》先生の最後の内弟子である廣澤正信《ひろさわまさのぶ》先生によると、「合気道とは、勝ち負けがなく、天地と一体となり、相手と合して導くものである」とのことでした。

天地と一体化した状態、相手と和合した状態、これは右脳の達する究極の境地だと私は考えています。

右脳はコミュニケーションをはじめ周囲の現実に対応する脳です。その周囲に機敏に対応するためには、自分を無にすることが一番有効だからです。自分を無にするということは、無理なく自然な状態で動物脳をコントロールできるということです。日本の武道は、肉体のみならず精神をも向上させるものであると感じています。

天地と一体になるといえば、大自然の中で行う運動も自然にそのような心境になります。トレッキング、スキー、ウィンドサーフィンなどの自然の中で行う運動は、自然との一体感が味わえます。中国では朝、多くの人が公園などで太極拳《たいきょくけん》を行っていますが、これも屋外で行い天地と一体となることが大事なポイントの1つだと聞いたことがあります。

こうした運動は、やはり自然を相手にすることで右脳を活性化し、左右の脳のバランスを取るのに極めて有用な手段となるでしょう。

運動が持つ意味は、年齢とともに変わってきます。

若いころに行う運動の意味は、主にエネルギーの発散であったり、精神力を養うためであったり、優れたアスリートになれば生活を維持する手段であったりといったところでしょうか。

一方で、年を取ってから行う運動は、主に健康の維持や気分転換という意味合いに変わってきます。健康という観点から見れば、どちらかというと生活習慣病の予防や改善など「体」の健康維持のために行う人が多いように思いますが、それだけではないことをこの章でお話ししてきました。

脳機能を維持し、左右の脳のバランスを取り、より高いレベルで脳を使うための極めて有効な方法として、運動を取り入れ、習慣としてほしいと思います。

# 第五章

# 「コーヒー」と「ハーブティー（お茶）」

## ――消化器から脳の活性化を促す習慣

# 体への効果が医学的に報告されるようになった「コーヒー」と「ハーブティー（お茶）」

この章では、「コーヒー」と「ハーブティー（お茶）」という、本当に私たちの身近にあるもので脳の活性化を促《うなが》す方法をお話ししましょう。

コーヒーもハーブティーも、古くから人々に愛され、生活の中に取り入れられてきたものです。

コーヒーしかり、ハーブしかり、食品には「長い歴史の中で淘汰《とうた》されて残ったものは、体に何かしらの影響を及ぼすものだ」という原理があるように思います。現在はそうした食品の作用や効果が科学的に裏付けられるようになり、最近は医学的にも体にいいという報告が多くなされるようになってきました。

まずは、コーヒーから話を進めていきましょう。

コーヒーが初めて歴史に登場するのは、９世紀のイランの文献です。コーヒーはエチオピアが発祥の地で、そこからアラブ人に伝わっていきました。眠気が覚める、興奮状態になるといったコーヒーの覚醒《かくせい》作用は昔から知られていたようです。その覚醒作用のため、イスラム教の修行の手助けとしてもコーヒーが用いられていました。歴史的には、よくも悪くもその覚醒作用ゆえに、「コーヒーは体にいいのか」ということが論争のテーマとなり、その時代の権威者たちが問題ないと結論付けてコーヒーが広まった経緯があります。

結局、15世紀には中東全体に広まり、オスマン帝国の伸張とともに、17世紀にはヨーロッパ、さらに北米に伝わり、世界的に広まっていきました。

嗜好品《しこうひん》や飲み物として世界中で定着しているコーヒーですが、最近では、さまざまな健康効果も報告されています。

まず、注目されているのが糖尿病《とうにょうびょう》と肝臓《かんぞう》ガンの予防効果です。

これは、コーヒーを飲む習慣のある人とない人の比較によって、結論づけられたものです。

大小さまざまな比較試験をまとめたものになりますが、全体を合わせると約20万人を対象として約10年にわたって行われた非常に大規模かつ長期的な調査になります。その結果、コーヒーを1日に4杯以上飲んでいる人は、1日にコーヒーを2杯以下しか飲まない人に比べて糖尿病、肝臓ガンの予防効果が高いという結論が出ています。

# パーキンソン病や認知症を防ぐ「カフェイン」の効果

コーヒーが脳に及ぼす作用といえば、先ほどからも出てきているとおり、なんといっても覚醒作用です。コーヒーを飲んで覚醒するということは、コーヒーを飲むことで脳が働きだすということですから、コーヒーが脳の働きをなんらかの形で助けていることは間違いありません。

この覚醒作用は、コーヒーに含まれる「カフェイン」によるものであることが判明していますが、カフェインの脳に対する効果に関しては、国内外でさまざまな報告がなされています。

## ●脳の認知機能を高める

カフェインには、間違いを見つけるといった脳の注意力や認知力を高める作用があります。これは「帯状回《たいじょうかい》」の活性化が関与していると報告されていますが、帯状回をはじめ、注意力や認知力にかかわる脳の領域の働きをカフェインが活性化するのです。

また、カフェインによる脳の活性化には、神経伝達物質《しんけいでんたつぶっしつ》のドーパミンの働きがかかわっているようです。

ドーパミンは快感、やる気、意欲といった情報を伝える神経伝達物質です。「頭がすっきりする」「眠気が覚める」「気分が晴れやかになる」といったコーヒーを飲んだときに感じる作用は、このドーパミンが関係しているせいかもしれません。次項のパーキンソン病の予防についてでも触れることになりますが、このドーパミンがふえたり、ドーパミンの働きがよくなったりすることで、脳や神経系によい影響がもたらされると考えられます。

## ●パーキンソン病を予防する

パーキンソン病は、脳内で運動を調節している神経回路が異常をきたし、手足が震えたり体が思うように動かなくなったりする進行性の病気です。

2010年に発表された論文では、コーヒーをふだんから飲む人と飲まない人の大規模な比較試験により、コーヒーを飲むことがパーキンソン病の予防につながると結論づけられています。具体的には、約100万人を約10年間追跡したところ、1日に4杯以上コーヒーを飲む人が、コーヒーをまったく飲まない人に比べて、パーキンソン病になりにくいという結果が出ました。

パーキンソン病は、脳内の神経伝達物質であるドーパミンが減少することが発症のきっかけとなります。カフェインのパーキンソン病の予防作用は、このドーパミンの働きをよくしたり、量の低下を防いだりすることに大きくかかわっていると考えられます。

ラットを使った実験では、カフェインがパーキンソン病の発症と関係している脳の部位のドーパミンがへるのを防ぐと報告されており、カフェインがパーキンソン病を予防するメカニズムがわかってきています。

また、「PET（陽電子放射断層撮影《ようでんしほうしゃだんそうさつえい》）といい、薬剤の集まり具合から細胞の状態を見る検査）」で人の脳におけるドーパミン受容体の結合を調べた検査でも、カフェインがパーキンソン病に関係する脳の部位のドーパミンの結合をよくする、つまりドーパミンの働きをよくする可能性があると発表されています。

パーキンソン病が脳内でのドーパミンの減少や枯渇《こかつ》から始まるのを考えると、コーヒーに予防作用があるのは、うなずける話です。

## ●認知症やアルツハイマー病を予防する

こちらも、2010年に発表された論文によるものです。コーヒーを飲む人と飲まない人を比較した大規模試験により、コーヒーを飲むことがアルツハイマー病を含む認知症の予防につながるのではないかという結果が報告されています。

動物を使った基礎実験でも、ラットの遺伝子を操作してアルツハイマー病を発症させ、一方にカフェインを与え、もう一方にはカフェインを与えなかったところ、カフェインを与えたほうのラットの認知力が改善し、アミロイドベータがへるという結果が出ています。

アミロイドベータとは、アルツハイマー病の発症とかかわりがあるたんぱく質です。脳内でアミロイドベータが過剰に生産されて蓄積することでアルツハイマーが起こります。

このアミロイドベータがへるということは、アルツハイマーの予防や改善に非常に大きな影響を及ぼします。

## ●ストレスに対する反応を軽減する

カフェインには、ストレスに対する反応を軽減する作用も報告されています。

ラットの脳にストレスをかけると、神経伝達物質の1つであるセロトニンがふえます。

それが、カフェインを前もって投与すると、セロトニンの増加がおさえられたというものです。

セロトニンは、人の気持ちを穏やかにさせる、安心感をもたらす神経伝達物質です。普通に考えると、セロトニンがふえることがいいことであり、セロトニンがへるというのはマイナスにとらえてしまうところです。

しかしこの場合は、脳がストレスに対抗しよう、気持ちを落ち着けさせようとした結果、セロトニンがふえたと考えられます。

この実験の結果を推測すると、カフェインによってストレスが軽減され、セロトニンをあまり分泌《ぶんぴつ》する必要がなくなったと考えられるわけです。第1章でストレスが脳の大敵であるとお話ししましたが、ストレスを軽減できれば、さまざまな脳の病気を予防することにつながります。

そのほかの疫学《えきがく》調査でも、コーヒーを摂取することで脳卒中《のうそっちゅう》（特に女性）や神経膠腫《しんけいこうしゅ》という脳腫瘍《のうしゅよう》の発症をへらす可能性があるといった、さまざまな脳の病気の予防、脳機能の改善につながるコーヒーの効果が報告されているのです。

## カフェインと脳の血流の関係

先述したように、コーヒーに含まれるカフェインによってさまざまな脳の病気が予防できることがわかってきています。パーキンソン病など、カフェインがドーパミンの量や働きにかかわっているという効果のメカニズムが見えているものもありますが、一般的には脳の病気が予防できる、脳が活性化するというと、脳の血流になんらかの影響を及ぼしていると考えがちです。

普通に考えれば、脳の血流が増加するから覚醒するということになりそうですが、科学的な報告はそう単純ではありません。2007年には、カフェインにはむしろ脳の血流を低下させると報告されているのです。

このことを自分なりに調べてみようと、私も検査を行ってみることにしました。

18名のかたに250㎎のカフェインを服用してもらい、その5分後に、2分間迷路のテストを行って、その間に脳の血流が上がるか、酸素飽和度が上がるかを「NIRS」(46ページ参照)で検査したのです。また、比較対象として、水を飲んでから同様に迷路のテストを行って、検査を行いました。

本書でも何度か説明しましたが、ＮＩＲＳは近赤外線を用いて左右の前頭葉の血流や酸素飽和度の変化を観察できる検査機器です。ＮＩＲＳを用いると、時間を追って自然な形で血流を観察することができます。ここでいう脳の血流とは、前頭葉の表面から３〜４㎝の深さにある毛細血管の血流であり、酸素飽和度とは、その部位の酸素濃度を表しています。血流や酸素の濃度で、その部分の神経が働いているかを見るわけです。

検査の結果、18名中15名が、迷路のテスト中に血流もしくは酸素飽和度が上昇する結果となりました（次ページ参照）。グラフを見るとわかりますが、水を飲んでから迷路を解いたときに比べると、上昇度がはっきりと異なります。つまり、カフェインの服用で、前頭葉がより働いているという結果が出たわけです。

カフェインと血流に関しては最終的な結論が出ないところではありますが、カフェインの総合的な働きが脳の機能を改善し、ひいては、脳の病気の予防につながるといえるでしょう。

## カフェインで脳の血流がよくなった

18名に250mgのカフェインを服用してもらい、その5分後に、２分間迷路のテストを行って、その間の脳の血流と酸素飽和度をNIRSで検査。また、水を飲んでから同様に迷路のテストを行い、その間の検査も同様に行った。検査の結果、カフェイン服用により18人中15人が、下の右グラフのように迷路のテスト中に血流もしくは酸素飽和度が上昇する結果となった。

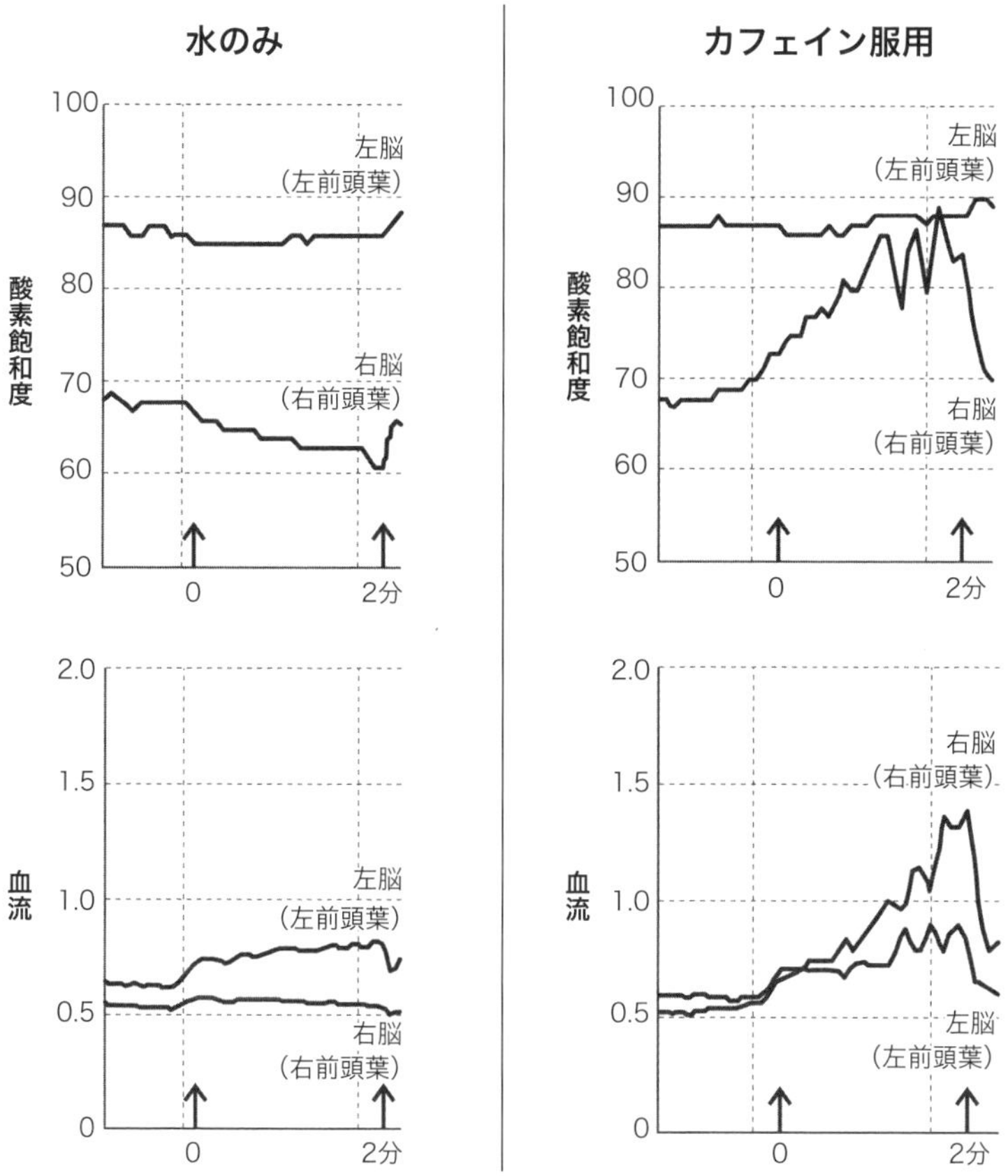

# 動脈硬化を防いで血管の健康を保つ

また、コーヒーに含まれる有効成分はカフェインだけではありません。「ポリフェノール」という、動脈硬化の予防に役立つ成分も多く含まれています。

動脈硬化は、動脈にコレステロールや中性脂肪などがたまったり詰まったりして、血管の弾力性や柔軟性が失われた状態です。動脈硬化が進行してしまうとスムーズに血液が流れなくなり、心筋梗塞《しんきんこうそく》（心筋に血液がいかず心臓が壊死してしまう病気）の一因となり、脳においては脳梗塞《のうこうそく》や脳出血の大きな原因になってしまいます。

動脈硬化を防ぐ食品として、赤ワインが注目されました。一時期赤ワインが大きなブームとなったため、ご存じのかたも多いでしょう。動脈硬化を防ぐ赤ワイン中の主な成分が、ポリフェノールという色素です。

実はコーヒーには、このポリフェノールが赤ワインと同じくらい含まれています。一説によると、日本人は、ポリフェノールの約半分をコーヒーから摂取するともいわれています。血管を丈夫にし、血流をよくするという面でも、コーヒーは脳の健康に役立つでしょう。

とはいえ、いくら体にいいといっても、コーヒーを過剰に飲むことは逆に健康上の問題を引き起こしかねません。フランスの偉大な作家であるバルザックは、夜中に大量のコーヒーを飲んで執筆を続け、それが彼の寿命を縮めたという説を聞いたことがあります。

パーキンソン病に関しては毎日2杯以上、もしくは4杯以上のコーヒーを飲むことで予防効果が発揮されると報告されていますが、「過ぎたるは及ばざるがごとし」という警句は、あらゆる健康食品に当てはまります。今までコーヒーを取り入れていなかった人は、まずは1日1～2杯のコーヒーを取り入れてみる、もともとコーヒーが好きという人は、飲み過ぎに気をつけつつ日々の習慣にするなど、適量のコーヒーと上手につき合うことで、脳の活性化に役立ててください。

## 脳障害を持つ患者さんに教えてもらった「ハーブティー」

コーヒーに続いて、もう1つ私が脳を活性化させる飲み物として注目しているのが「ハーブティー（お茶）」です。

私の外来に通われている患者さんの中に、脳の障害により失語症《しつごしょう》や視覚の異常があり、日常生活を送るにも不自由な50歳台の男性がいらっしゃいました。

病気のため退職を余儀なくされ、家でふさぎこんでいるに違いないと思い、外来にいらっしゃった奥さんに様子を聞いてみたところ、最近は自分で買い物に行き、料理を作るようになるまで回復したとのこと。まさに驚異の回復ぶりです。

「何か健康にいいことを始めたり、実行したりしているのですか」と、驚いてうかがってみたところ、「そういえば最近、ハーブティーを飲み始めました。それ以外は特に大きな変化はありません」という返事でした。そのハーブティーは、ジェイソン・ウィンターズという人が開発した、レッドクローバーをメインに三種類のハーブをブレンドしたハーブティー（以下、レッドクローバーのハーブティーと表記）とのこと。

その患者さんがそこまで回復したきっかけがそのハーブティーであるならば、きっと体にいいことがあるに違いないと思い、自分でも飲んでみることにしました。

私個人が試してみていちばん効果を感じたのは、胃腸への作用です。

私はもともと胃腸があまり丈夫ではないのですが、２００９年の夏に、夏バテと二日酔いで胃腸がてきめんにやられてしまい、ダウンしてしまったことがありました。そのときは、夜中に何回も起きては嘔吐《おうと》をし、お酒どころか食事も受け付けられない状態でした。

しかも、間の悪いことに、そんなときに限って会食の予定が入っていたのです。私の一存で予定を変更してもらうのも申し訳なく、とはいえどうしたものかと考えていたときに、ふとこのレッドクローバーのハーブティーがいいのではないかと思い、当日の夕方に飲んでみました。すると、消化管に温かいものが広がっていくような気分になり、あっというまに回復し、その日の夜も問題なく会食し、お酒を飲むことまでできたのです。それ以来、平日の午後や休日の午前中に、疲労回復のためにこのハーブティーを飲むことを習慣にしています。

## 古くから代替医療として用いられていた

そもそもハーブとは「草木」を意味するラテン語で、ヨーロッパでは薬やスパイスとして有用な植物全般のことを意味します。料理でくさみ消しに使う月桂樹《げっけいじゅ》(ローリエ)もハーブですし、心臓の薬の原料として医療でも使うジギタリスもハーブです。第2章で紹介したニンニクも、古くから使われてきたハーブの1つです。

そのほか、ショウガや山椒《さんしょ》をはじめとした香辛料、お茶や入浴剤に用いられるミントやラベンダーなど、生活の中にいろいろな形でかかわっている植物の多くがハーブに分類されます。

ハーブの歴史は古く、エジプトで紀元前1500年以前に書かれたとされる「エベルス・パピルス（The Papyrus Evers）」には、疲労、衰弱、手足のふるえを伴う神経系疾患《しっかん》、月経不順や、心循環系《しんじゅんかんけい》疾患などに効くとして、ニンニクを含むハーブを用いた22の処方が記載されています。また、紀元前1300年ころに造営された、有名なツタンカーメン王の墓からは乾燥したニンニク6片が発見されています。

古代インドや中国の書物にも、さまざまなハーブが用いられていたことが、書かれています。

中世のヨーロッパでは、ラベンダーやミント、カモミールといったハーブの栽培が修道院を中心に行われ、日々の健康維持や病気の治療に役立てられてきました。ハーブを漬け込んだリキュールを秘蔵酒として作り、ペストなどの疫病が流行したときの栄養補給としても用いられたといいます。

しかし、ハーブの薬効を一般の人々が乱用することを恐れたカトリック教会がハーブ栽培を禁止したため、ハーブはそれ以降、カトリックの支配下にないイギリスを中心に広まりました。イギリスにはハーブガーデンがいまだに多くあり、ハーブティーや精油（芳香《ほうこう》植物《しょくぶつ》から香りの成分を抽出したもの。アロマセラピーに用いる）を用いた代替医療《だいたいいりょう》も盛んに行われています。

日本においてのハーブの活用は、遣唐使《けんとうし》が中国よりお茶や香木、漢方の考えや処方を持ち帰ったことが始まりです。

インドにおいても「小さな病気は台所の香辛料（スパイス）で治る」といわれており、それぞれの家庭で、家族の体調に合わせて料理に加える香辛料の種類や量を変える工夫が行われています。

このように、世界じゅうで昔から使われてきたハーブですが、現在は科学的に見たハーブの薬理作用が徐々に明らかになってきました。また、活用法もさまざまです。

すべてのハーブやハーブティーについて述べることは難しいので、ここでは私が体験して効果を実感したレッドクローバーのハーブティーに絞り、特に脳とのかかわりについて思うところをお話ししましょう。

## 飲んだ直後に前頭葉の血流が上昇した

レッドクローバーのハーブティーは、ヨーロッパでよく使われるハーブであるレッドクローバー、アメリカの先住民族が使ってきたハーブであるインディアンセージ、インドなどで使用されてきたハーブであるハーバリーン、中国でよく使われるウーロン茶を主な成分としています。

気候が異なる世界のさまざまな地域で使われた薬草（ハーブ）を混ぜ合わせているので、多様な体の状況や症状に対応できる可能性があると推測できます。その中で、健康効果が最も科学的に証明されているのはレッドクローバーです。レッドクローバーはイソフラボンを多く含んでおり、抗ガン作用、骨粗鬆症《こつそしょうしょう》（骨がすかすかになってしまう状態）の予防、更年期症状での顔面紅潮《がんめんこうちょう》（ほてり）に有効であることが報告されています。

脳に関しては、私自身も「ＮＩＲＳ」を用いてレッドクローバーのハーブティーについての変化を調べてみました。12名のかたにレッドクローバーのハーブティーを飲んでもらい、その後の脳の血流の変化をＮＩＲＳで追ってみたのです。

そうしたところ、12名中８名に「右前頭葉」の血流上昇が、４名に右前頭葉の酸素飽和度の上昇が見られました。特に、2名においては、飲んでからすぐに急激な右前頭葉の血流上昇が見られました（158ページ参照）。このことからも、レッドクローバーのハーブティーが脳に対していい影響を及ぼしていることが明確な形で推測できました。

## 消化管から右脳に働きかける

NIRSで血流上昇が見られたのは、いずれも「右側の前頭葉」です。つまり、右脳が活性化したといえます。では、なぜレッドクローバーのハーブティーで右脳が活性化するのでしょうか。

私の推測ではありますが、右脳と消化管が密接に関係していることが原因だと考えています。

右脳は言語とのかかわりが少ないぶん、生存に関する体の機能や情動、本能といった、より動物的な機能との関係が強くなります。ですから、胃腸をはじめとした消化管の動きも、動物的な機能に属すると考えられます。側頭葉《そくとうよう》てんかんの症状の中に発作的な嘔吐がありますが、この嘔吐は右の「側頭葉」が関係していることが報告されています。右の側

## 右脳の血流が急激に上昇した

12名にレッドクローバーのハーブティーを飲んでもらい、その後の脳の血流の変化をNIRSで測定。12名中8名に右前頭葉の血流上昇が、4名に右前頭葉の酸素飽和度の上昇が見られた。特に２名においては、下のグラフのように飲んでからすぐ、右前頭葉の血流が急激に上昇した。

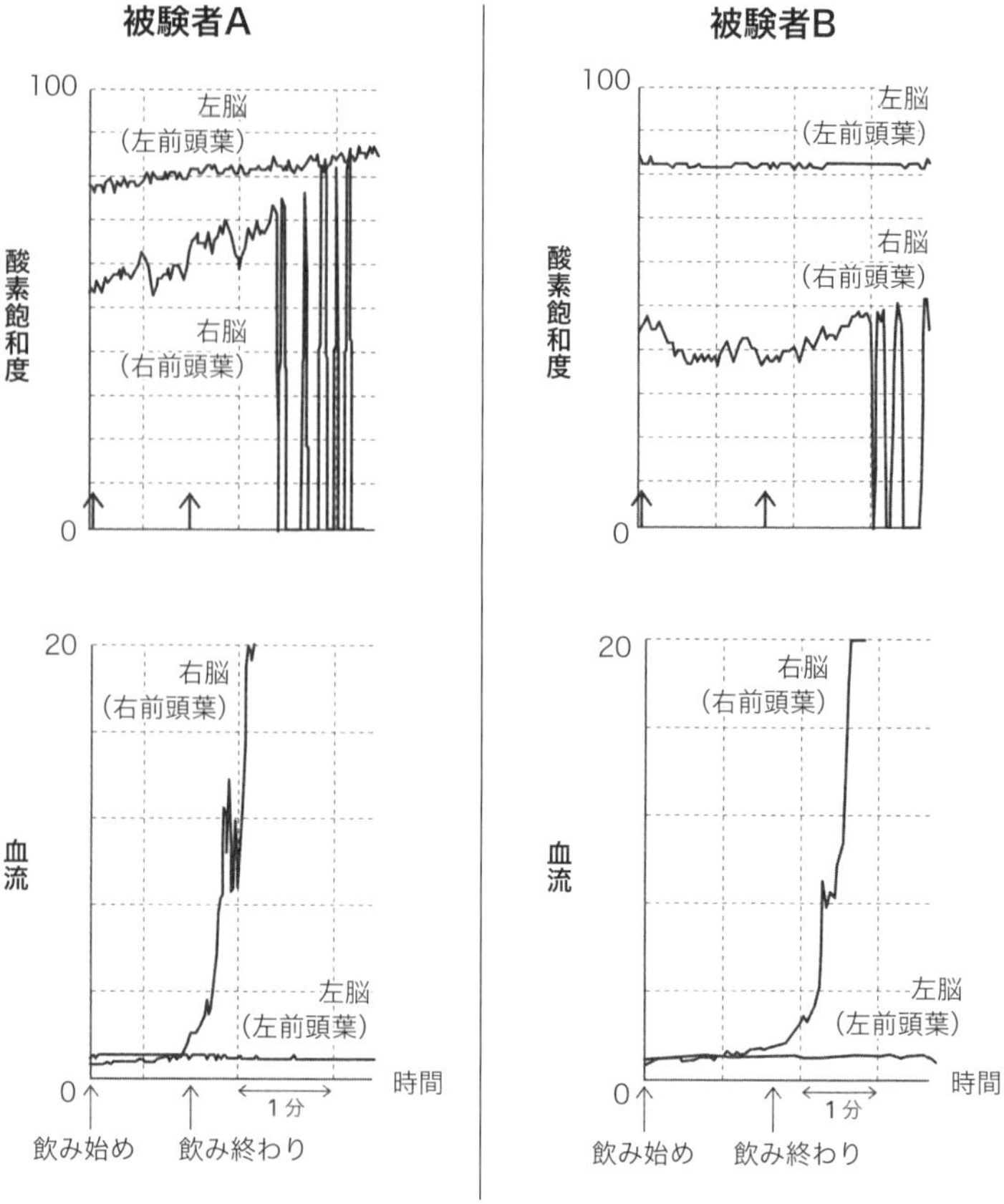

頭葉、つまり右脳と消化器官が影響を及ぼしあっていることの1つの証拠といえるでしょう。

私も、自分自身でレッドクローバーのハーブティーによる消化管の復活劇を体験しています。

おそらく、レッドクローバーのハーブティーが直接消化管に働き、消化管の血流をよくして動きを回復させているのでしょう。この消化器への影響が、右脳に関係しているのではないかと考えています。

消化管の動きがよくなると、それと密接に関係している右脳も活性化するという図式です。

先に挙げた患者さんのほかにも、私の周囲ではレッドクローバーのハーブティーを飲んだら気持ちが落ち着いた、性格がまるく優しくなったというかたがいます。また、うつ病が改善した、イライラや不眠が治まったという話もあります。第1章でお話ししたとおり、右脳は「逃避」と強く関連しています。

右脳の前頭葉や側頭葉に腫瘍のあるかたは、逃避の1つの形態であるうつ傾向が強く見られます。これらの精神症状やうつ病の改善も、やはり感情と深いつながりがある右脳が活性化されたことによるものでしょう。

先日は、レッドクローバーのハーブティーを飲んだら音に敏感になったという音楽関連の仕事をしているかたの話を聞きました。音楽も、右脳が強くかかわる領域です。レッドクローバーのハーブティーが右脳の働きに影響を及ぼしているのだろうと、改めて合点がいったものでした。

## 消化管から視床下部《ししょうかぶ》に働きかける

最後に、私が確認した最新情報をお伝えします。このハーブティーを愛飲している人の症状で一番改善するのは、便秘だといわれています。

消化管は副交感神経が動かしているのですが、それに指令をだしているのが自律神経の中枢である「視床下部」です。

最近、ボランティアのかたがこのハーブティーを半年間服用して、脳血流の変化をはかりました。その結果驚いたことに、17名中15名の脳の血流が改善し、しかも視床下部の血流が17名中16名で改善していました。

これはおそらくこのハーブティーが消化管の血流を上げ、その結果自律神経の中枢である視床下部の血流を上げ、そのため気持ちがリラックスしたり、便秘が治ったりするものと推測されました。

162ページから164ページまで、3名の代表的な例をお見せします。

緊張して疲れたときに服用すると、副交感神経が活性化することで脳にいい影響を与えて、有効性を発揮するお茶ではないかと私は考えています。

レッドクローバーのハーブティーに限らず、カモミールティーなども不安感をおさえる、不眠に働きかけるといった効用があるといわれます。

これも、おそらく同様の機序《きじょ》（しくみ）で消化管から右脳に働きかけているのではないでしょうか。これらのハーブティーを上手に生活に取り入れれば、脳の活性化の大きな助けになるはずです。

## レッドクローバーのハーブティーによる有効性の実例

### 59歳女性

2016年２月

摂取前

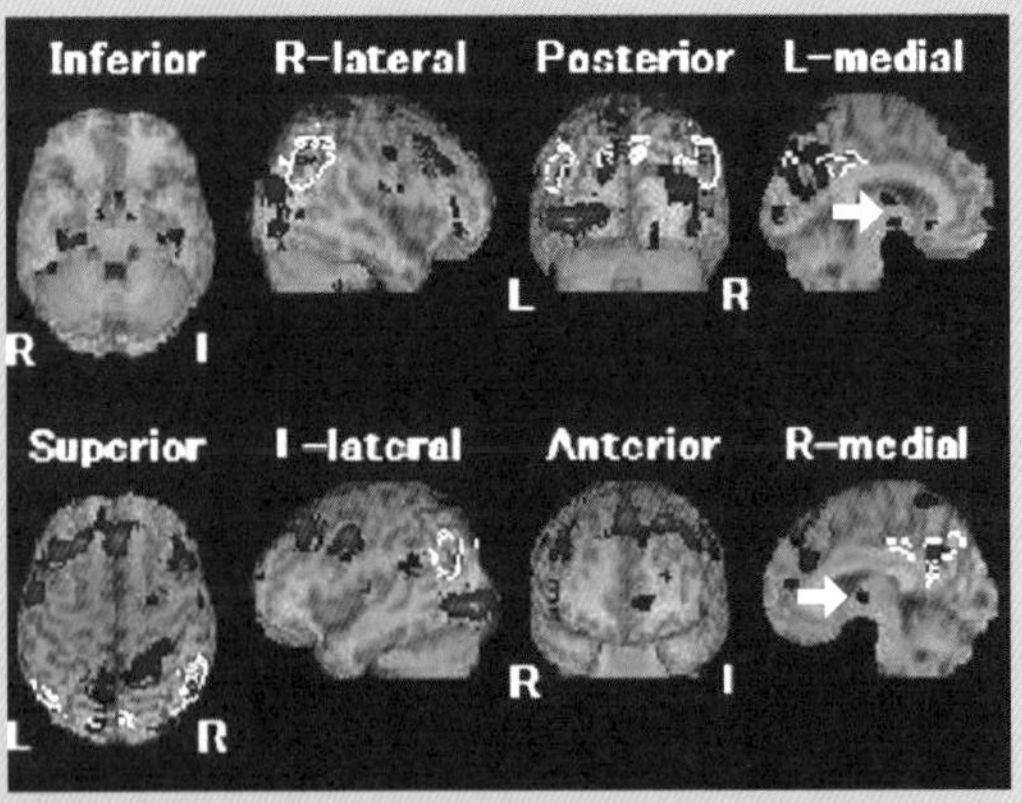


2016年8月

摂取後

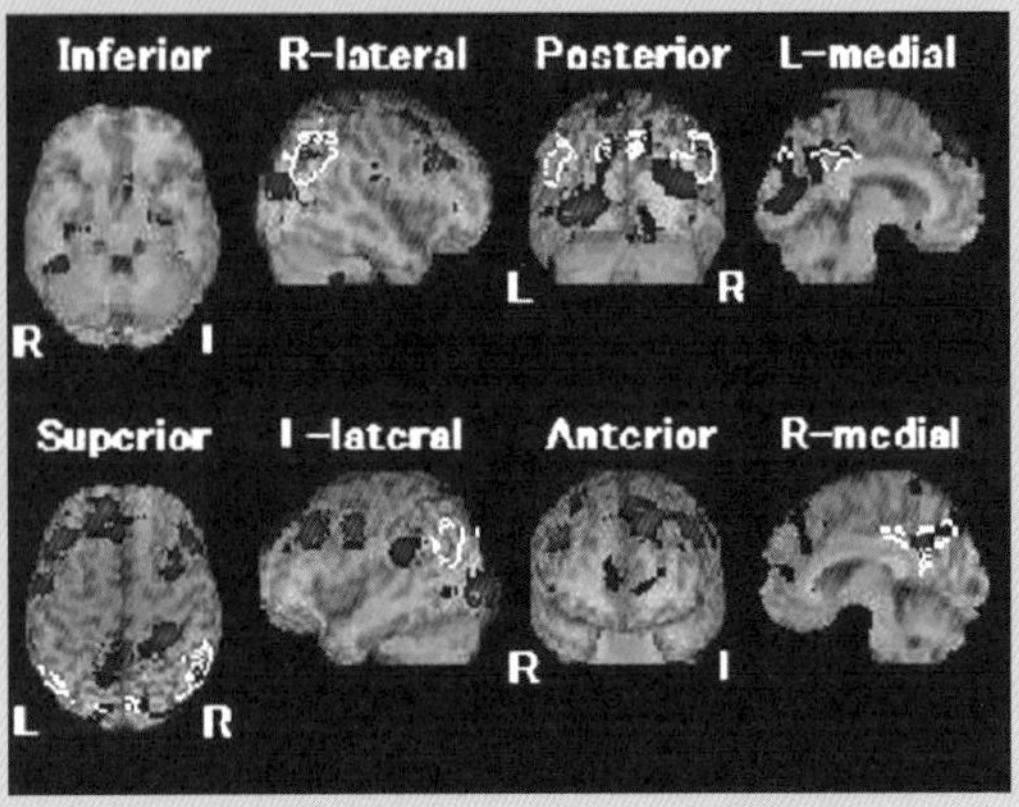


1日３杯を半年服用した女性。人の名前を覚えやすい、うつの症状が改善、行事前でも心配にならない、との感想。色の濃い部分が同じ年代に比べて血流が低下している。上図の白い矢印は視床下部を表しており、６カ月後低下していた血流が改善していることがわかる。

## 37 歳女性

2016年2月

摂取前

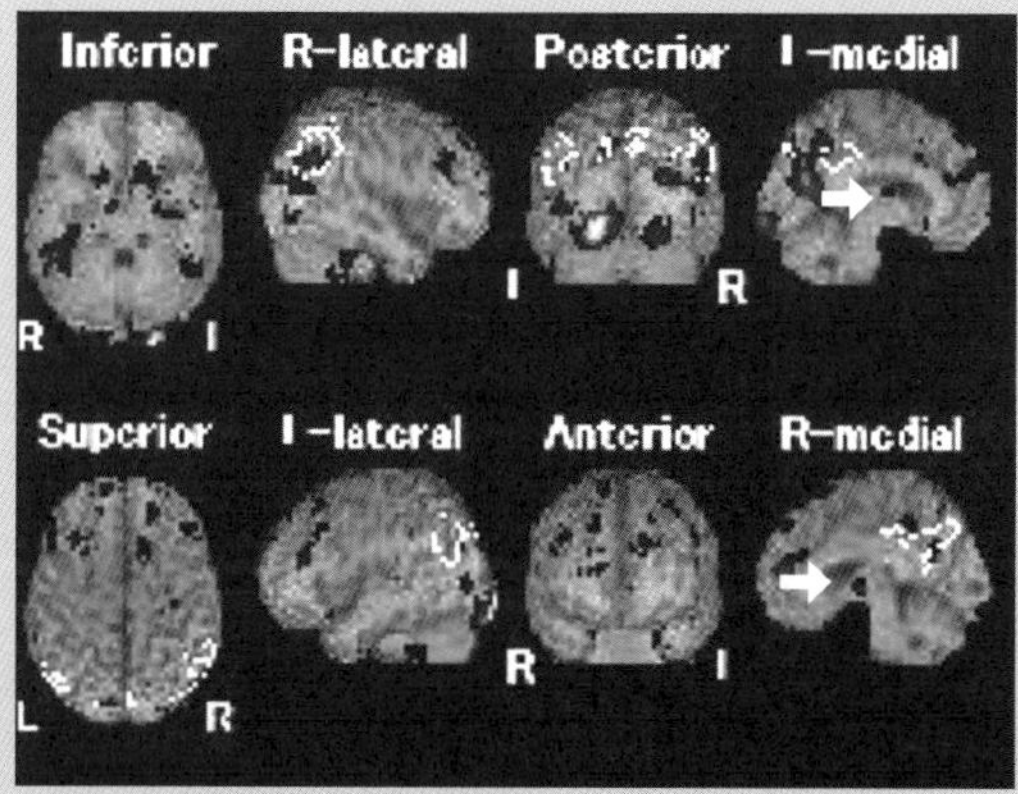


2016年8月

摂取後

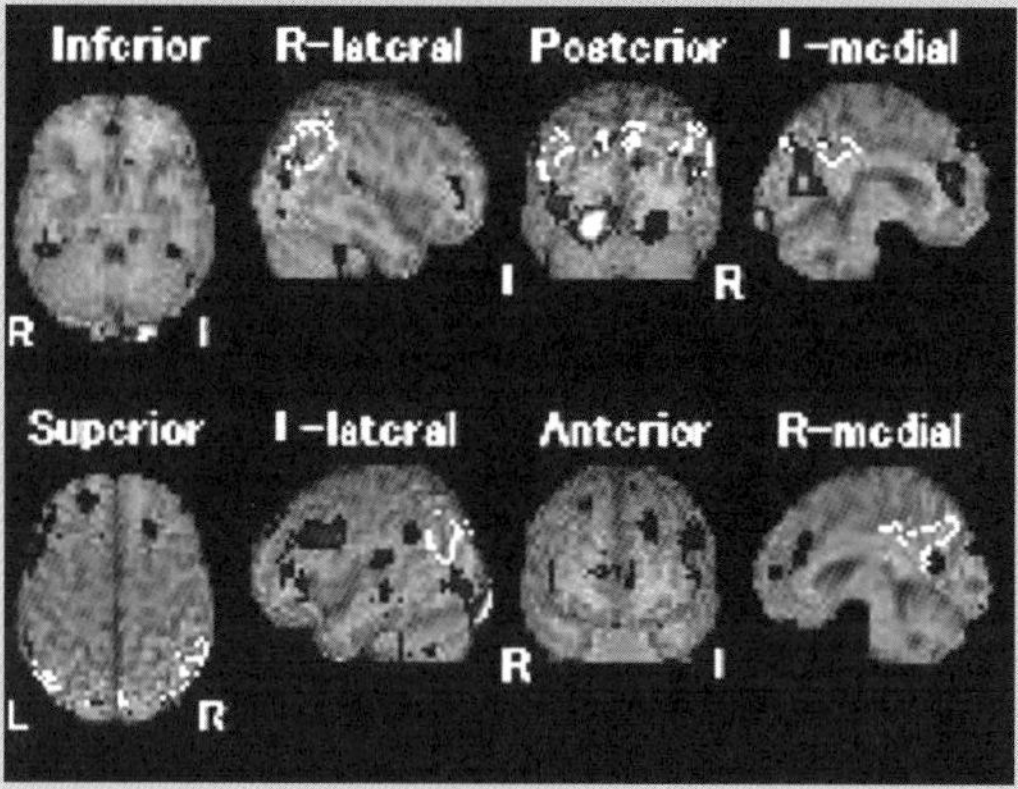


1日３杯を半年服用した女性。便通の調子がいい、尿が多い、との感想。色の濃い部分が同じ年代に比べて血流が低下している。前ページと同様に上図の白い矢印は視床下部を表しており、６カ月後低下していた血流が改善していることがわかる。

## レッドクローバーのハーブティーによる有効性の実例

### 41歳男性

2016年２月

摂取前

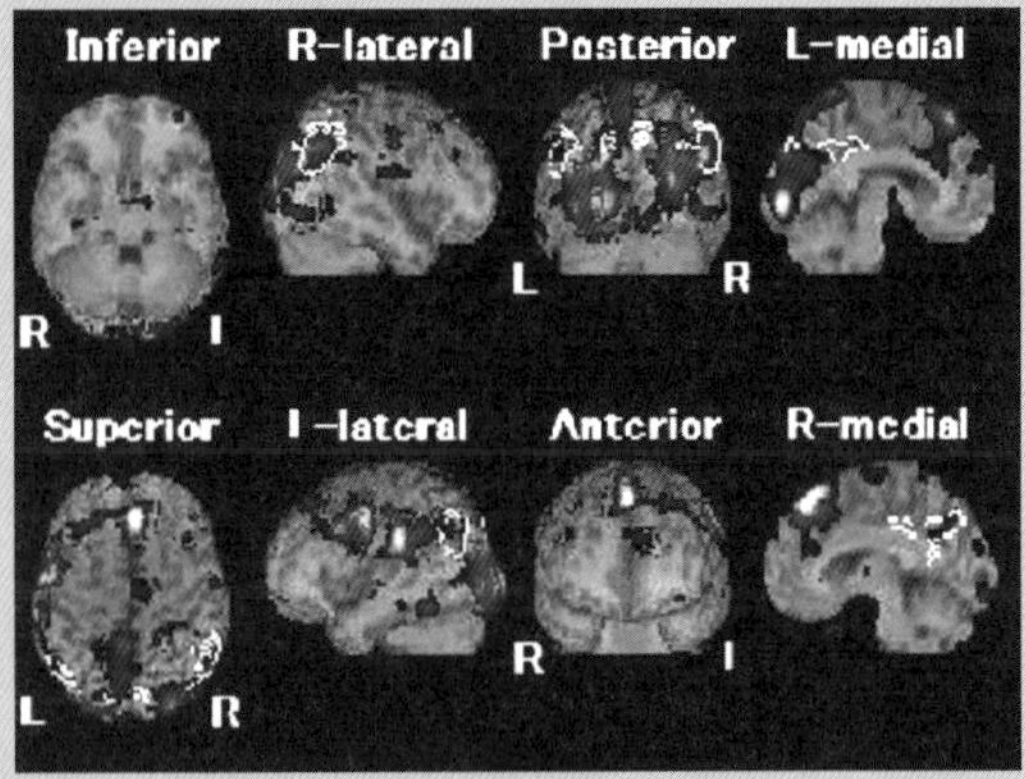


2016年8月

摂取後

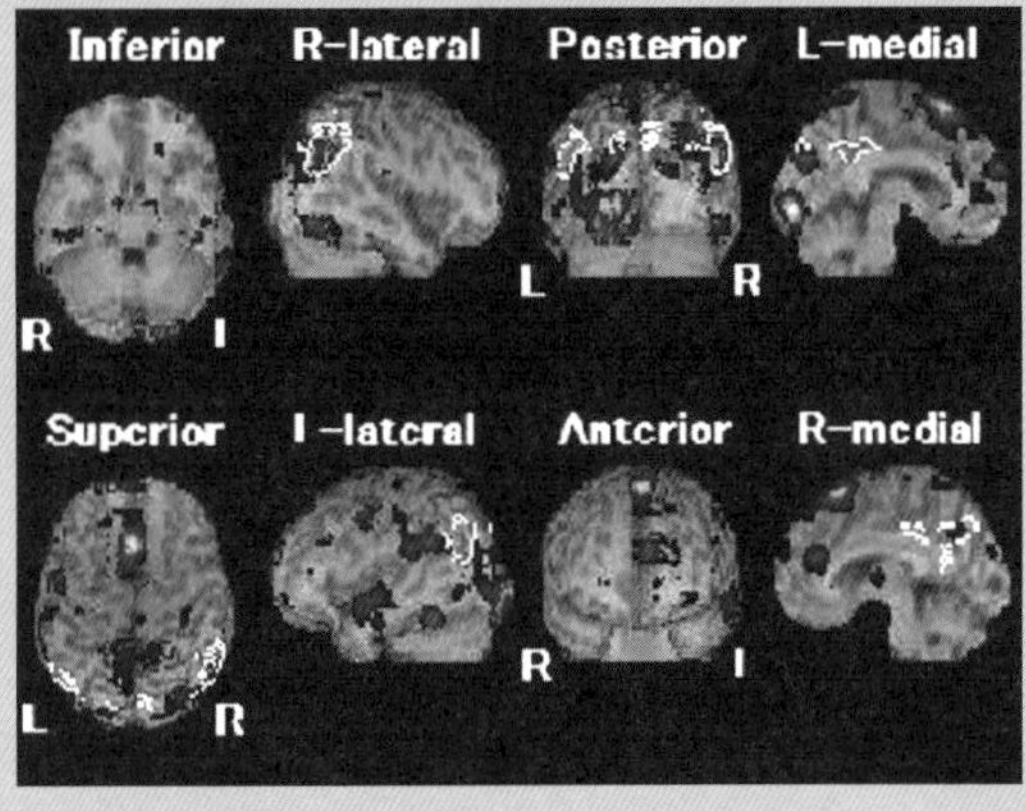


1日３杯を半年服用した男性。手足のむくみがない、頭がすっきりして次の日に起きやすい、身体の臭いが減った気がする、との感想。色の濃い部分が同じ年代に比べて血流が低下しているが、６カ月後、脳全体で、低下していた血流が大きく改善していることがわかる。

ハーブティー 体験談

# 重度のうつ病が劇的に改善 五感や感情が戻った

石塚勝一さん　42歳　自営業

## 何も食べたくない日々が続いていた

私は起業しました。仕事の内容は住宅設備機器の販売卸業です。

このときはまだ、大学在学中でした。転機が訪れたのは、発売元の本社に請《こ》われて入社し、サラリーマンとして、各営業所の営業マンたちの教育担当をすることになったことです。

この業務がとてもハードでした。1カ月のうちに、今日は札幌、明日は宮崎という具合に、全国のあちこちの営業所を回るのです。1カ月で講習回数が58回ということもありました。休日はあるにはあるのですが、移動に費やされ、体が休まりません。自宅に帰れるのはせいぜい月に3日。まだ小さい娘と接する余裕もありませんでした。この生活が、6年間ほど続いたのです。

春先ごろから、体調に変化が現れ始めました。眠れなくなり、食欲がどんどん落ちていきました。

「何か食べたい？」と聞かれても、数十分も考え込んでしまうありさまで、固形物はおろか、最後には水分を取る気も起こらない状態でした。ついには暑さが増した7月に脱水症状で倒れ、総合病院に運ばれてしまったのです。

最初に運ばれたのは内科だったのですが、問診のうちにぽろっと「死にたい」といってしまい、そのまま精神科に移されました。診断は、過労による「重度うつ病」とのことでした。

先ほどお話ししたようなハードワークの日々でしたから、過労が原因と思われても仕方ないかもしれません。しかし、今振り返ってみると、うつになった原因は過労ではないと私は思うのです。体力的にはきつかったけれども、楽しんで仕事をしていました。大勢の営業マンにいい仕事をしてもらうために、これまでの私の経験を話すことはとてもやりがいのあることでした。

それよりも、仕事上の軋轢《あつれき》が大きなストレスでした。

自営業者として販売していたときは、お客様の目線で考えながら自分の判断で仕事ができたのですが、本社に入ってからは、経営者側の立場

ハーブティー体験談

として会社のビジョンを営業マンに伝えるのが仕事です。自然、お客様のことだけを考えるわけにはいかず、さまざまな葛藤《かっとう》がありました。

また、営業マンたちもサラリーマンです。お客様にいかに喜ばれるかより、売り上げを伸ばさないといけない、上司に気に入られないといけない。そうした葛藤の中で苦しんでいました。もともと世話焼きなところがあり、彼らの話を聞いて悩みに同調し、抱え込んでしまったこともありました。

このように、したいことが思うようにできない、笑いたいときに笑えないというようなモヤモヤとした心理状態が、うつにつながったと思うのです。

自営で仕事をしていたころは76kgほどあった体重が、入院当初には58kgになっていました。

入院中も食欲がなく、胃腸も弱っていたため、1カ月半ほどは点滴だけで過ごしました。3カ月の入院の後、別の精神科の専門病院に転院。その後も自宅療養や再入院をくり返し、静養を続ける日々が続きました。

## 数カ月ぶりに「おいしい!」という感情が起こった

静養中、私を心配した友人たちがいろいろ体によいというものを送ってくれました。そのうちの1つが、レッドクローバーのハーブティーです。

以前、別のハーブティーを飲んだとき、独特の味が苦手で体が受けつけなかったことがありました。なので、これもそういったものなのかとしばらく飲まずにいたのですが、ふと、飲んでみようと思ったのです。

するとどうでしょう。数カ月ぶりに、「おいしい!」と感じたのです。うれしいような懐かしいような、ふわーっとした感じに包まれて、なんだかとてもホッとしました。

さらに、心身の緊張がほぐれて五感や感情が戻ったのでしょうか。その日の晩は、ぐっすりと眠れたのです。何かをおいしいと思うことも、ぐっすり眠れることも、本当に久しぶりのことだったので、きっとこれは体にいいものだと確信しました。

## ハーブティー体験談

続けて飲むうちに、なんだかやる気まで出てきて、病気を治したいという意欲が涌いてきたのです。そのころにはもらったぶんが終わりそうだったので、自分で買うことにしました。

日中はお茶をポットに入れて持ち歩き、1日1～2ℓ飲むようにしたところ、薬の量も徐々にへってきて、1年もしないうちに、薬がいらなくなりました。

何かあったときの頓服用《とんぷくよう》の安定剤はもらっていますが、ここまで早期に薬を絶つことができて、自分でも驚いています。以後、今日まで6年近く薬は飲んでいません。私にとっては、安定剤よりこのお茶のほうが落ち着くのです。

とはいえ、今も常に再発は意識しています。ですから予防のためにも、レッドクローバーのハーブティーは飲み続けています。

朝晩にホットで1杯、ゆっくりと時間を楽しむようにいただいています。お茶とともに、リラックスする時間自体も大切なのかもしれません。

今では、仕事にも完全復帰し、バリバリと働いています。

ハーブティー
体験談

# 家族の胃腸の状態がよくなり母のモルヒネの量も減った

法岡小百合さん（仮名）35歳　会社受付

## 飲んで2週間後には体の変化を実感

私がレッドクローバーのハーブティーを飲み始めてから、7年近くになります。

2003年の夏、叔父《おじ》に脳腫瘍《のうしゅよう》が見つかりました。過去に3回同様のことがあり、そのときが4回目の再発でした。放射線《ほうしゃせん》治療を受けることになりましたが、放射線治療はひどい吐き気を伴うとの話を聞き、叔父のために何かしてあげられないものかと悩んでいました。そんな折に友人からこのお茶のことを聞き、わらにもすがる思いで注文してみることにしたのです。叔父に勧めると同時に、私も飲んでみることにしました。

まずは、私に体調の変化が現れ始めました。私は以前、激しい運動で体を酷使していたせいか、全身のすべての関節を痛めており、体のあちこちが痛んで日常生活にも支障があるほどでした。さらに夏カゼをこじらせて激やせして以来、どんなに食べても太れない体質になってしまい、非常に困っていました。

太れない悩みをうらやましがられることもありましたが、自分の意思に反してやせてしまうことは、けっしていいことではありません。体重の減少とともに体力が衰え、思うように体を動かすこともできず、健康が一番だと日々感じていました。それがこのレッドクローバーのハーブティーを飲んだところ、2週間後には関節の痛みも胃腸の調子もよくなっていることが実感できたのです。

ただ、私自身はすこぶる健康を取り戻せたものの、肝心の叔父からは一向に回復したという知らせが届きません。放射線の後遺症なのか食欲もなく体重もへる一方とのことで、とても複雑な気持ちでした。

しかし、しばらくすると叔父の状態は急激によくなり、食欲も出てようやく回復の兆しが見えてきました。

叔父の話によると、初めて脳腫瘍の手術をしてからずっと飲み続けていた再発防止のための薬も「もう飲まなくて大丈夫でしょう」と医師にいわれたそうです。

そして、毎日朝晩レッドクローバーのハーブティーを飲んでくれているとのこと。それを聞いて、私はうれしくて涙が止まらなくなりました。

## モルヒネの量をへらすことができた

その後、残念なことに、叔父の容体は急変し、5度目の再発が判明しました。今回は脳だけに止まらず、首から腰にかけての脊髄《せきずい》にびっしりと無数の腫瘍が転移した状態で、手術をしたものの不安定な状態が続き、気が気ではない日々を送っていました。

加えて、2006年5月に、母の膵臓《すいぞう》ガンが判明しました。1カ月にわたる検査入院の末「膵臓ガンの末期で、肝臓にも転移して手術はできない」と宣告されたのです。

考える余地もないまま抗ガン剤治療が始まりました。母の希望でふだんと変わらぬ生活をしながら通院での治療でした。2006年10月、母は再入院しました。病院では痛みをおさえるため薬漬けにされ、いつも寝ていました。起きていても居眠りしてしまい、話ができる状態ではあ

**ハーブティー体験談**

りません。

私は在宅看護を決意し、母を家に連れ帰り、24時間ずっと母といっしょに過ごしました。

母の食事はレッドクローバーのハーブティーを加えたお粥《かゆ》と、野菜中心で塩・油脂抜きの料理を作りました。驚いたことに、病院では「のどを通らない」といっていた母が、私が出した食事は毎回残さず食べてくれました。さらに、痛み止めであるモルヒネの量も徐々にへらしていくことができ、モルヒネなしでも痛みを感じなくなったというのです。

篠浦伸禎先生がレッドクローバーのハーブティーと消化管、そして脳との関係をお話ししていましたが、思えば母や叔父、そして私も、胃腸の状態が改善し、食事を取れるようになっています。レッドクローバーのハーブティーが、なんらかの手助けをしてくれたのかもしれません。

また、母の痛みは入院中に感じていた孤独や寂しさも関係していたのでしょう。体と脳、そして心のつながりを感じずにはいられません。

その後、母は私の腕の中で他界しました。

ハーブティー
体験談

それから親戚をはじめ友人知人が次々と亡くなり、２００８年８月には、叔父も他界しました。これだけを聞くと、不幸ばかりが前面に出てしまいますが、私は数々の「死」と直面することで「生きること」を意識するようになりました。そして何より、「命の尊さとはかなさ」を知りました。

母の死はいまだに受け入れがたい事実ではありますが、今、私は新しい道を歩き始めています。

親しい人たちの死をきっかけに、命や生命現象における知識を深めたいと思うようになり大学に入学。専攻は分子生物学で、脳について学んでいるところです。

人の生死に対して、今までは漠然としかとらえられなかったことが、分子レベルで解析していくことで、より冷静に、より客観的に理解することができるようになりました。

これから、新たなる夢に向かって、限りある命を精一杯燃やし続けていきたいと思っています。

# 第六章

# 「人間学」

## ——脳をいくつになっても若返らせる学びの習慣

# なんのために脳機能をよくするのか？

前章まで、「食品」や「瞑想《めいそう》」、「運動」を習慣づけることで脳の機能をよくしようということを述べてきました。しかし、最近はやりの脳トレも含めて、それらの脳機能の改善法には、ひとつの大事な視点が欠けていると私は感じています。

それは「なんのために脳機能をよくするのか」ということです。

おそらく、頭がよくなりたいとか、認知症《にんちしょう》になって記憶がなくなることが恐ろしいとか、周囲に迷惑をかけたくないという思いがあるのではないでしょうか。

それももちろん、大切な理由です。

しかし、それだけの動機では、脳機能の低下を予防することはできないのではないかと私は感じています。人生は、思っていた目標の半分も達成できないことが多く、目標が低ければ、到達する位置はさらに低いのが常です。

論語《ろんご》に、以下のような言葉があります。

「憤《いきどお》りを発して食を忘れ、楽しみを以《も》って憂《うれ》いを忘れ、老いの将《まさ》に至らんとするを知らざるのみ」「学問に発憤して食事を忘れ、向上を楽しみとして憂いを忘れ、老いが忍び寄っていることさえ気づかないほどだ」という意味で、何か発憤するような高い目標に向かって勉強すれば、自然と認知症にはならない、脳は衰えないということです。

脳全体を使えるような高い志《こころざし》があって、初めて脳機能の低下を防ぐことができるのではないかと、私は考えています。

このことは、先人をみても明らかです。歴史的に見れば徳川家康《とくがわいえやす》、近現代で見れば松下《まつした》政経塾《せいけいじゅく》を立ち上げた松下幸之助《まつしたこうのすけ》氏など、志の高い人は、波乱に満ちた極めてストレスの多い人生を送っていたにもかかわらず、高齢になっても若い人以上に実社会で活動し、さらに長生きをしている人が多いという共通点があります。

## 人間の成長を促す考え方を学ぶ「人間学」

この章では本書の締めくくりとして、「生き方を見つめ直す」こと、「脳全般を使えるような志を持つ」ことが、脳を活性化させる何よりもの方法であるということを述べたいと思います。

その際、私たちに生き方の大きなアドバイスを与えてくれるのが「人間学」です。人間学とは、さまざまな先人の言葉や行動から、「人間とは何か？」「人間とはどうあるべきなのか？」という普遍的な問いを学んでいく学問です。個人的には、「人間の成長を促す考え方を学ぶ」こと全般を指すと思っています。

人間学というと、若い人にはピンと来なかったり、時代遅れだと感じたりする人もいるかもしれません。逆に高齢のかたからすれば、「何を今さら」と思う人もいるでしょう。

私が愛読していた人間学に関する本（『安岡《やすおか》正篤《まさひろ》　人間学』神渡《かみわたり》良平《りょうへい》著、講談社プラスアルファ文庫）をお渡ししたところ、受け取って読んでくださった患者さんの多くが、少しずつではあるものの、病状の改善を示すようになりました。暗く元気がない様子だった患者さんの背すじがスッと伸び、目に力が戻ってきた印象を受けることもめずらしくありません。一部の患者さんにとっては、ほかのどんな薬や治療法を勧めるよりも大きな効果が現れる結果となり、私自身も非常に驚いたものです。

部活動での理不尽な仕打ちをきっかけに、手足にまひを起こした男子高校生にも、この本を渡したことがあります。後日、外来を再度訪れたときの彼は、顔つきが変わっていました。シャキッとした表情で、別の部に入り直してがんばっているといいます。将来は政治家になりたいので、一生懸命勉強しているとのこと。

若い人にとっては、今まで接したことがない学問のためか、極めて新鮮に受け取ることができるようです。人間学は、学べば学ぶほど、生き方をいい方向に変えていく力があると感じます。また、高齢のかたにとっては、自分の経験してきた人生と人間学を照らし合わせることにより、人生についての考えを深める契機になるようです。そういう意味では、人間学に触れるのに、早すぎることも遅すぎることもありません。

## 「人間学」はストレスへの対処法を教えてくれる

論語、または西洋における聖書などは、人間がどう生きればいいのかの知恵や工夫を示している代表的な書物であり、人間学の教科書であるといってもいいかもしれません。論語をはじめとした中国の思想は、戦前までは生き方や考え方の師範として、学校などでも一般的に教えられてきたものでした。

この人間学は、動物脳をコントロールするためにどのような心構えで生きていけばいいのかを教えてくれます。特に、脳の大敵であるストレスに対してどのように対処するかについては、大きく学ぶところがあります。

「禍《わざわい》を転じて福となす」（『史記』より）
「艱難汝《かんなんなんじ》を玉《たま》にす」（西洋のことわざ）
「涙と共にパンを食べたものでなければ人生の味はわからない」（ヨハン・ヴォルフガング・フォン・ゲーテ）

上記はいずれも、つらい経験やストレスが自分の成長につながるということを説いた言葉です。古今東西、偉業をなしとげた人は例外なく、人生の一時期に厳しい時代を送っています。

厳しいストレスを乗り越えたときにこそ、自分がどこに向かっていけばいいのかが見えてくるのです。だからこそ、ストレスに直面したときにゴールを教えてくれる人間学やその言葉には、千鈞《せんきん》の重みがあります。

人間がどう生きればいいのかを教えてくれるのは、論語や聖書だけではありません。優れた文学は、人間の生き方についてさまざまなことを教えてくれます。1本の映画が、自分の人生や生き方を変えてしまうほどの影響を及ぼすこともあるでしょう。歴史を勉強してもしかりです。

人間学とは、ときには反省し、ときには生きる勇気を与えてくれる、脳にとっては一番の親友になる存在です。さまざまな人間関係が希薄になった現在は、人間の生き方に関して正面から提言すること、提言されることが少なくなりました。だからこそ、今、人間学を学ぶことが重要なのだと思います。「老いても朽《く》ちず」という言葉にあるように、人間学が脳機能の低下を防ぐ指針となることは間違いありません。

## 論語の徳目に対応する5つの脳の使い方

人間学を脳科学的に整理してみると、論語や聖書をはじめ人間学を述べた書物に書いてあることの本質は、「老いても脳の機能を低下させない」「年齢とともに脳を成長・向上させていく」ことにあると私は考えています。

論語を例にお話ししましょう。

論語には、「仁《じん》・義《ぎ》・礼《れい》・智《ち》・信《しん》」という5つの中心となる思想（徳目《とくもく》）があります。

この仁・義・礼・智・信を備えた人間になるには、脳をそれぞれに対応した5つの方向で使わなくてはなりません。その脳の使い方を一生かけて追及すれば、君子《くんし》に近づく、それゆえ幸せな人生を送ることができる、ということになります。

仁・義・礼・智・信のそれぞれの意味を簡単にいうと、次のようになるでしょうか。

**●仁＝愛や慈しみ。相手を思いやる心**
**●義＝正義。弱い者を助ける心や行い**
**●礼＝謙虚。相手に敬意を示し、礼節を重んじる態度**
**●智＝知識。考え学ぶ力**
**●信＝信用。自分や人を信じる心**

この5つの方向で脳を使えば、脳をいつまでも若く保つことができるというわけです。しかし、これは単純なようで極めて難しい目標です。

ほとんどの人は、仁・義・礼・智・信のうち、せいぜい1つ、よくても2つの使い方でしか、脳をじゅうぶんに働かせることができていないのではないでしょうか。

たとえば、仕事でも人間関係のことでもかまいません。何か、自分の正しいと思うことを達成しようとします。それがどんなに正しいことであったとしても、相手の気持ちも考えずに突き進めば、義の方向で脳は使えていても、礼や仁の方向では脳が使えていないということになります。

かくいう私も、義を主体として生きているつもりですが、そのほかをいえば、智はそこそこ、残りはまだまだだと感じています。私の見たところ、5つのうち、2つか3つの方向で脳をじゅうぶんに使いこなせている人は、世間や社会で相当優秀といわれている人のように思います。

仁・義・礼・智・信をそれぞれフォローできるように脳を使うということは、脳を広い範囲で使うということであり、レベルの高い脳の使い方をするということです。

広範囲で、かつレベルが高い脳の使い方をすれば、脳に新たな回路が開拓されて脳全体の予備能力が生まれます。そうすれば、ストレスや病気といった脳に悪影響を及ぼすものからのダメージを最小限にくい止めることができるでしょう。それどころか、ストレスを契機にして、さらに脳機能がよくなるという好循環にもっていくことも可能です。

ですから、仁・義・礼・智・信にのっとって脳を使うことは、脳機能の低下を防ぐための、具体的で、本質的な手段になると私は考えています。

# 動物脳の強力なエネルギーを上手に利用する

では、仁・義・礼・智・信に対応した5つの方向で脳を使うには、どうしたらいいのでしょうか。人間学でくり返し述べられているのは、「公《おおやけ》」、「志」、「情熱」、「自立」の視点です。

「公」は、ここでは公共性といえばいいでしょうか。大義《たいぎ》ともいうことができます。自分という小さな範囲にとどまらず、人のため、社会のためといった視点や精神性を持つことです。一見損なようにも思えますが、長い目で見ればこれほど自分の得になることはありません。

「志」とは、損得抜きで自分を鼓舞するような目標といってもいいでしょう。どんな小さな目標でも、損得抜きの目標があったほうが、人間脳が活性化します。仕事でも勉強でも、他人にいわれていやいや行うより、目標を持って自発的、能動的に行ったほうが、おのずと結果がよくなります。

「情熱」は、何が一番自分をわくわくさせるかということです。

自分のことではなく、「公」のことで「情熱」を注ぎたくなることがあれば、どんなことでもりっぱな「志」になります。

そして、その志を実現するため必要になるのが「自立」です。何事も人に頼ろうというような気持ちや姿勢では、脳全体を活性化することはできません。志を達成するには、明確なビジョンを自分自身で考え、それを実行するための方法を編み出し、その方法を実行に移すことができる自立した脳が不可欠なのです。

「公」、「志」、「情熱」、「自立」がそろうと、脳でいえば、帯状回が主役となって動物脳と人間脳の両方を使いこなす一番理想的な状態になります。それを私は「人馬一体《じんばいったい》」状態と呼んでいます。

ここでいう馬とは、動物脳を指します。

くやしい、とか、なにくそ、という気持ちは、いかにも自分を守るための動物脳が働いている感じがします。その生命力にあふれた強烈なエネルギーを利用しない手はありません。そのうえで、その大きなエネルギーを適切な状況で使えるようコントロールするのが人間脳です。人間脳を用いて具体的に何をしていけばいいのかを考え、動物脳のパワーを用いて実行することが、結果的に仁・義・礼・智・信の5つの使い方で脳を働かせることにもなります。

## 「志」を持つことが認知症の何よりの有効手段になる

話が少し大きくなってしまいました。もう一度、本章の冒頭にて触れた「なんのために脳機能をよくするのか？」という問いに戻りましょう。

認知症を引き起こす最大の原因がストレスです。ストレスに敏感に反応するのが「私《わたくし》」に関係する動物脳であり、その動物脳が過剰な反応をして、現実から逃避することにより認知症になるわけです。

「認知症になりたくない」という目標は、「公」ではなく「私」のみに関係する目標です。そして、こうした「私」に関係する脳は、ストレスに対して極めて弱いのです。

つまり、認知症にならないように、脳機能を衰えないようにするためには、動物脳の過剰反応をコントロールする必要があり、そのためには、動物脳に対抗して人間脳を活性化するような、「公」の目標、つまりは「志」を持つことが一番有効なのです。

この章で勧めてきた人間学も、志を持って生きることの尊さ、志を達成するため生き方の指標を学ぶことにほかなりません。

たとえば、坂本龍馬《さかもとりょうま》の生き方は、現代になっても注目されています。龍馬をはじめとし、日本が世界に誇る「侍《さむらい》」が、なぜいまだに尊敬されているかといえば、動物脳を完全にコントロールし、大義（＝「公」）のために生きる脳の使い方をしていたからにほかならないでしょう。

「公」の視点や精神といっても、自分を犠牲にして他人に尽くせという意味ではありません。うつなどの症状がある人は、右脳の血流や機能が落ちていると本書で何度もお話ししてきました。右脳はさまざまな価値観や人間関係の中で生き抜く「外に向いた」脳ですから、この右脳の機能が落ちるほど、突き詰めて理論的に考える「内に向いた」脳である左脳が強くなります。

うつ病はまじめな人ほどかかりやすいといわれますが、自分（＝「私」）のことを見つめすぎ、考えすぎ、内省的になりすぎてしまうことが、うつ病の最大の苦しみといえます。自分のことを考えすぎてつらくなってしまうのなら、あえて考えるのをやめ、他人（＝「公」）のことに目を向けてみることは、大きな転換のきっかけになるでしょう。

うつ病や初期の認知症で悩む患者さんが、ボランティア活動などを通して元気を取り戻したり、症状の進行をくい止めたりすることもよくあるようですが、これもまた、「私」にこだわることで生まれる苦しみを、「公」に生きる喜びによって軽減できた例なのではないかと私は考えています。

## 「私」から離れてみよう

「公」を意識する、「志」を持つというと、なんだか「社会を変える」といったような大きな話にとらえてしまうかたもいるかもしれませんが、そういうわけではありません。日常の中から始められることです。

たとえば、私たち医師であれば、「患者さんのため」という「公」の精神を常に持ち続けることが基本になります。患者さんをよくしたいという思いが、無難で楽な方向へ逃げようとする気持ちをいましめ、自分を律する礎《いしずえ》となります。患者さんに負担をかけず、効果的に治療を進めるために、手術などの技術を磨いていこうという意欲にもつながります。

また、万が一ミスをしてしまったり、よりよい治療ができなかったりしたとしても、自分の保身を考えて隠蔽《いんぺい》したり逃げたりするのではなく、再発を防ぐための行動に結びつけていくことができるでしょう。「自分のためではなく、相手のため」という「公」の精神を持っていれば、自分がつぶれてしまいそうなストレスの中からも立ち直るきっかけを見つけられるはずなのです。

仕事をしている人であれば、自分の仕事を通していかに他人や社会に貢献できるか、という視点で公を意識してみるのもいいでしょう。

どんな仕事であっても、少しでも自分にとって、相手にとって、そして社会にとってもよい結果を目指していくことで、自然とネガティブな要素はそぎ落とされていくように思います。

ちなみに、「志」は「公」の要素が高いほど、達成が難しくなります。たとえば、「世の中に役立ちたい」という公の精神で、企業を作ろうという「志」を持ったとします。企業である以上、利益を上げる方向性が求められますが、手段を選ばず利益を追求するよりも、人のためになる方向で利益を追求するほうが難しいのは当然のことです。人の心をつかまなくてはなりませんし、技術や知識も必要になります。だからこそ、あきらめずに「志」を持ち続ければ、おのずと長い期間、脳全体が高いレベルで目標に向かうことができます。

さらに身近で考えてみれば、夫婦や親子をはじめとしたすべての人間関係においても、「公」の精神を持つことは非常に重要です。

最近は、モンスターペアレントと呼ばれる親がふえているそうです。たとえば、卒業アルバムに我が子の写真が少ないからと学校に文句をいったり、カゼで学校を休んだぶんの給食費を返してほしいと訴えたりするような、信じられない例もあるようです。これはまさに、「私」のことしか考えられない動物脳が暴走した状態といえるでしょう。

上記の話は突出した例ですが、人の話を聞かずに相手を責めてしまったり、逆にトラブルを大きくしたくないがゆえに、いいたいことをいわずに我慢してストレスをためてしまったりということは、日常生活の中でもよくあることです。これはいずれも、自分の意見を押し通したい、トラブルを回避したいという「私」がかかわっています。

しかし、ここで「私」から一歩離れて、「公」の視点や精神を持つことができていたらどうでしょう。「公」の視点で物事を全体的に眺めることができれば、ぶつかるべきところやぶつかるべきではないところが見えてきます。

まずは、「公」の視点を持てば、「人の話を聞く」姿勢が必要になります。これだけでも、人間関係はずいぶん変わるはずです。また、恨みつらみで文句をいうことと、相手を思って厳しいことをいうのでは、相手の受け取り方や関係性もまったく変わってきます。「お互いのよりよい関係のため」という公の精神で人間関係を築いていこうとすると、自分本位の考え方をするよりも、広くいろいろな部分の脳を使うことになります。それは結果的に、バランスのよい脳の使い方を実践することにつながっていくのです。

人間は、いくつになっても進歩することができる存在だと私は信じています。それは、脳においてもいえることとです。そのためには、まず「私」を離れて「公」の視点を持つこと。そうすることで、さまざまな脳をバランスよく使うことができます。

「公」のことで「情熱」を注ぎたくなる「志」を持ち、そのために自立した脳をフルに働かせる。これは、人生で一番頭を使うことであり、かつ、人生で一番楽しいことではないでしょうか。『マイウェイ』という歌の歌詞にあるように、「自分の信じた自分独自の道を見つけ、その道を自分自身の足で歩く」のが、人生を生きることであり、脳をいつまでも成長させる何よりもの方法なのです。

# おわりに

私は、脳の病気を治すという仕事に長年携わってきました。覚醒《かくせい》下《か》手術《しゅじゅつ》や、fMRI（ファンクショナルエムアールアイ）、トラクトグラフィーのようなさまざまな新しい手術や検査の技術を導入するようになって、改めて感じることは「脳の機能には法則性がある」ということです。

その法則の1つが、「脳全体を使うように努力することが、生きていくうえで大切である」というものです。

これは極めて、単純な原理です。たとえば、132ページで述べた真向《まっこう》法《ほう》という体操があります。腰を中心に体を動かすという単純な体操です。しかし、この体操により、私は長年苦しんでいた腰痛から開放され、心おきなく体を動かすことができるようになりました。ふだんの生活では、腰を中心に体を動かすことはほとんどありません。この体操で腰の周辺に血流が流れて、痛みがなくなるというのが原理なのでしょう。脳も同じです。使えばそのぶん血流がよくなり、その部分が活性化していきます。

ただし、人を万物の長たらしめている人間脳を使うのには、努力が必要です。人間脳は、一生かけて努力しても、使い切れないくらいのポテンシャル（潜在能力）を秘めているからです。

しかし、その努力を怠《おこた》ったらどうなるのでしょうか。人間脳を使おうとしなければ、脳は動物脳に飲み込まれていきます。その岐路《きろ》となるのが、ストレスなのです。

ストレスは、環境の変化から生まれるといってもいいでしょう。環境の変化に対応するのは、苦しいものです。ましてや年をとると、しんどいことも多くなります。しかし、その環境の変化が、人間脳の中でふだん使っていない部分を使うきっかけとなることも事実です。ストレスは、くやしい思いをし、それを乗り越えるために努力して、人間脳をさらにレベルアップさせる方向にもっていく大きな契機となります。

また一方で、ストレスは動物脳を刺激します。ストレスへの動物脳の強い反応に飲み込まれると、社会的に問題を起こしたり、あげくのはては病気になったりと、けっきょくは最後に厳しい運命が待ち受けています。

大きなストレスの1つが病気です。患者さんを診《み》ていても、病気を契機にさらに人格が磨かれ、社会に貢献をしているような、本当に頭の下がるかたもいらっしゃいます。そのような人たちが、医療を進歩させているといっても過言ではありません。

一方、モンスターペイシェントといわれる患者さんもいらっしゃいます。医療はすべて完璧《かんぺき》でなければならないと主張して、「病院に行けばすぐに治る」「薬を飲めばよくなる」など医療に対して過度の期待を抱き、その期待から外れるような何かがあると声高に医療従事者を非難するような患者さんです。残念ながら、それらの人たちは、社会的にも孤立していき、病気が悪化しても本気で助けてくれる人もなく、悲惨な末路をたどっていきます。これは道徳や倫理にかかわる問題かもしれませんが、私は脳の機能で説明できる話だと思うのです。

つまり、前者はストレスを契機に、より人間脳をレベルアップして使うようになった状態、後者はストレスを契機に、人間脳が動物脳の支配下におかれてしまった状態です。前者を私は「人馬一体《じんばいったい》」状態といっていますが、エネルギーにあふれる動物脳（＝馬）を、人間社会で幸せに生きていくためにある人間脳が主体となって乗りこなすことが、脳にとって理想的な状態です。もし、後者のように馬が主体になれば、いずれ振り落とされ、最後にはその代償を払う結果となってしまうでしょう。

脳を使うには、厳しいストレスを乗り越えねばなりません。それはとても大変なことです。「そんな大変なことはできそうもない」と思われるかたもいるかもしれませんが、脳を使うのを助けてくれる人類の叡智《えいち》といってもいいものが、昔からあります。それが、この本で述べてきた5つの習慣なのです。

これらの習慣には、**「脳の病気の治療に役立つ」**、**「長い歴史で淘汰《とうた》され生き残ったものである」**、**「現代の脳科学でも効果が証明されつつある」**、**「体験した多くの人たちが効果を実感している」**、**「私自身も体験して効果を実感している」**、**「超人的な努力や高価なものは必要でない」**、といった特徴があります。

とはいえ、続けるためには、やはり多少の努力は必要になります。それを少しでも手助けできるように、私ごとになりますが、NPOなどなんらかの形で組織を立ち上げたいと思っています。

5つの習慣を生活に取り入れることで、少しでも幸せに生きることにプラスになれば、これに勝る喜びはありません。

2020年1月

篠浦《しのうら》 伸禎《のぶさだ》

# 『脳にいい5つの習慣』の有効性

生活習慣病予防指導士・ファスティングトレーナー　照《てる》井《い》理《り》奈《な》

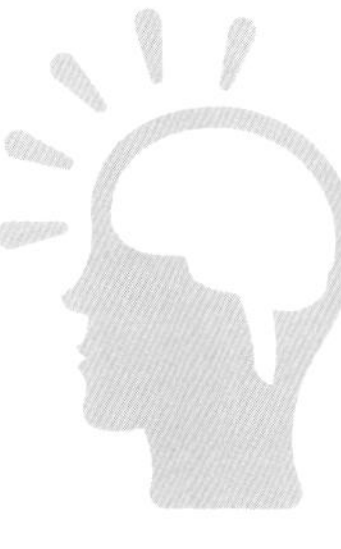

私が篠浦先生の講演をはじめて聴いたのは今から2年ほど前です。書籍は読んだことがあったのですが、第一線で厳しいオペを行う先生が、ホリスティックな観点からの予想外の講演内容に「こんなお医者さんがいるのね！」と正直驚きました。それから篠浦先生が主催する篠浦塾にとても興味を持ち、脳の活用度などさまざまな学びを受け現在に至ります。

本書のテーマである脳機能を活性化させる5つの習慣をはじめとして、患者さんに実際に効果のあった最新の事例をベースに、エビデンスのある信用性の高い食とサプリメントやメソッドの研究を融合させ、医学的に解説可能である「本物」だけを厳選した統合医療を行う先生の姿勢は尊敬の念に堪えません。

5つの習慣は、昔からある伝統的なものであり、世界の人が体験し、先生自身もその有効性を実感していて、誰もが手に入れられるというのが嬉しいですね。私自身もこの5つの習慣は生活の中に取り入れておりますので、さまざまな素晴らしい体感があります。

まず、アホエンオイルはお料理の仕上げに使っても美味しいですし、母にも作って持っていくようにしています。運動はウォーキングと心拍数を上げる程度のジョギング、筋トレに加えてヨガにも通っています。1日のスタートに運動を入れると頭がスッキリします。

瞑想については1日に何度も短い瞑想時間を作ることで脳内のリセットになって効率的な仕事ができるようになりました。この体感から今では自ら気軽にできる瞑想の講座も行うほどに。

そして、コーヒーはあまり胃が受け付けないので飲んでも1日1杯程度にしていますが、午後シャキッとして集中力を出したい時に飲用します。

ハーブティーに関しては、実は私、家族みんなでこのレッドクローバーのブレンドティーをもう5年ほど毎日愛飲しているんです。飲み始めたきっかけは、どのお茶も苦手で全く口をつけたことのなかった、添加物などに敏感な我が家の子どもたちが「美味しい」といって飲んでくれたこと。私自身、お酒を飲んでも最後にこのお茶を飲むとすっかり二日酔いをしなくなりました。また、疲労で体調を崩しても、茶葉ごと食べたり、濃い目に沸かして飲むとすぐに身体がポカポカして全身が蘇るのを体感しています。今では、誰もかぜも引かず、ほとんど病院にお世話になることがなくなりました。このお茶のおかげで自然の恵みが如何に優れているかを改めて認識しました。

最後に「人間学」。先生は脳の勉強会の時にいつも「私」でなく「公」での精神を持つことを説かれています。「公」の精神を意識することを伝えるようになって、私のクライアントさんも世界観が変化してより毎日を充実して過ごされています。

よく、人間が生きる上で必要なものはすべてこの地球上に昔から存在しているといいます。この「脳にいい5つの習慣」がそのものだと思います。篠浦先生の患者さんにとって有効であれば、なんでも取り入れてみようというチャレンジ精神は医学の祖であるヒポクラテスの残した格言「病気は、人間が自らの力をもって自然に治すものであり、医者はこれを手助けするものである」に通じるものがあります。休日も惜しまず、昼夜患者さんのために邁進し続ける篠浦先生。先生はまさに、日本精神を持った幕末の武士の現代版だといっても過言ではないでしょう。私も微力ながら、そんな先生の志と、皆さんが健康で幸せに生きられるように日本人らしい魂を持ってお手伝いができたらと願っております。

# 「真の健康」を保つために必要な『脳にいい5つの習慣』

食生活アドバイザー・元松井病院食養内科顧問　児《こ》玉《だま》陽《よう》子《こ》

私は現在、この本の著者である篠浦先生の篠浦塾で食養の講師を務めさせていただいております。脳の働きを良くするということは、食を外しては語れません。なぜなら人は食べたものでできているからです。すべての臓器は食べたものによって形成されています。何をどう食べるかで病気、健康、命の長短、病弱、壮健、短気、温和、飽きっぽい、粘り強いなど人の性格に及ぶまで左右されます。食事で身体や心を健康にすることを「食養生」といいます。

食養は生物学、民族、伝統、気候風土などを総合的に捉え、食と人間の関係を広い視野から追求した、いわば食の哲学ともいえます。身体をパーツに分けず、全体のバランスを考えながら食事で整えていくことで、脳をはじめとしてすべての身体の状態が向上してくるのです。

食養内科での経験から、私が考える「真の健康とは」、

1. 栄養
2. 運動
3. 休養

この3本柱をどのように自分の生活に組み込むかが必要であると考えております。本書の5つの習慣の中にも例外なくこの3つが含まれています。脳にいいものはもちろん、健康にとっても非常にいいものといえます。

篠浦先生は、治療の効率を上げたり、副作用や痛みを軽減してくれるような、患者さんにとってプラスになるものは、西洋医学的な面だけでなくさまざまな分野から積極的に取り入れられ、それが素晴らしい結果を出していらっしゃいます。

まず、脳にとって良い「栄養」として「アホエンオイル」がありますが、これは私自身も自分で作って時々いただいております。私は、せっかく作ったオイルの酸化を防止するために、還元力のある塩を入れて、遮光瓶に入れるかアルミホイルなどで包んで冷暗所に保管することをお勧めしています。良いと思うものは自分でもすぐに取り入れてみます。

次に「運動」についてです。意識的に運動を取り入れないと筋肉が落ち、体力が衰え、内臓

も衰え、心身の活力も低下してしまいます。私自身も病院と家を車での往復だけで、仕事でも身体を動かす機会がない状態が長く続いたことで、体力がどんどん弱って持久力が落ち、疲れやすくなっていきました。それが14年くらい前から、きくち体操教室に通いはじめると、身体が以前より元気で活動的になったことを体感しています。

そして「休養」ですが、上質な睡眠をじゅうぶんに取るということは言うまでもありません。そのためには夕食を遅い時間に食べ過ぎないようにすると良いでしょう。

また、本文中で篠浦先生が「瞑想《めいそう》とは意識は目覚めた状態でありながら、心身を休息させている」状態とあります。瞑想は生活の中で、ちょっとした隙間の時間でも身体や脳を休めることができますので、とても有効な休養の方法だと思います。

私は脳が元気になる源は、やはり生命力のあるものを食べることだと考えます。すると視床下部が活性化し、身体が中庸になる適切な食を選ぶようになるのです。生命力のあるものとは、無農薬や化学物質の使われていない、加工品などではない新鮮な食材を使った食べ物のことをいいます。ちゃんとしたものを食べていると脳の視床下部は人間本来の働きができる感度になり判断力が上がります。何が身体に良いもので、何が良くないものなのかが自然とわかり、自らをバランスの取れた健康な状態、即ち「中庸」になっていくわけです。

現代の日本の食事情は化学物質が使われるようになり、とても残念なものになってしまいました。本来食べ物は身体を良くするもの。それが今では、ガンや、高血圧、糖尿病など生活習慣病の原因になっています。私達が健康を左右する選択ができるのは口に入れるものだけです。意識して良い食材を選ばないとどんな物が入っているのかわかりません。更に外食をすると、もっとわからないでしょう。ですから、自分の身を護るために何をしたらよいか？

それは、「よくかむこと」です。

とにかく、たくさんかむことによって身体にとって毒になるものも殺菌や消化をしやすくなり胃腸の負担が軽減されます。そして脳にもきちんとお腹がいっぱいになりましたと司令を送ることができ満腹中枢も正常に働きます。

食事というのは楽しむものでもあります。生命力のある食事を食べていれば心の満足度に繋がり犯罪なども起こらなくなるはずです。

人は誰しもこの世に役割を持って生まれてきます。そして健康と長生きすることは違います。自分の足で歩いて　自分で何でもできて、人のお世話にならないで自立して生活できることです。最後まで脳を使ってその役割を果たすため、人の役に立つためにはまず、自分が健康でなければならない、それだけです。

# 参考文献

## 第1章


・Northoff G et al. Cortical midline structures and the self. Trends Cogn Sci 8, 102-7, 2004.
・Shinoura N, et al. Head-down manoeuvre in patients with a high symptom score for orthostatic intolerance reveals impaired right brain frontal lobe vasoreactivity Clin Neurophys 116, 1286-1290, 2005.
・Shin LM et al. The neurocircuitry of fear, stress, and anxiety disorders. Neuropsychopharmacology 35, 169-91, 2010.


## 第2章


・Aguilera P et al. Aged garlic extract delays the appearance of infarct area in a cerebral ischemia model, an effect likely conditioned by the cellular antioxidant systems. Phytomedicine 17, 241-7, 2010.
・Anim-Nyame N, et al. Garlic supplementation increases peripheral blood flow: a role for interleukin-6? J Nutr Biochem 15, 30-6, 2004.
・Apitz-Castro et al. A garlic derivative, ajoene, inhibits platelet deposition on severely damaged vessel wall in an in vivo procine experimental model. Thromb Res 75, 243-9, 1994.
・Breithaupt-Grogler K et al. Protective effect of chronic garlic intake on elastic properties of aorta in the elderly. Circulation 96, 2649-55, 1997.
・Gupta VB, Indi SS, Rao KS. Garlic extract exhibits atniamyloidogenic activity on amyloid-beta fibrillogenesis: relevance to Alzheimer's disease. Phytother Res 23, 111-5, 2009.
・Hassan HT. Ajoene (natural garlic compound): a new anti-leukaemia agent for AML therapy. Leuk Res 28, 667-71, 2004.
・Jung EM, Jung F, Mrowietz C, Kiesewetter H, Pindur G, Wenzel E. Influence of garlic powder on cutaneous microcirculation. A randomized placebo-controlled double-blind cross-over study in apparently healthy subjects.Arzneimitteloforschung 41, 626-30, 19991.
・Kiesewetter H et al. Effect of garlic on platelet aggregation in patients with increased risk of juvenile ischaemic attack. Eur J Clin Pharmacol 45, 333-6, 1993.
・Lamm DL et al. Enhanced immunocompetence by garlic: role in bladder cancer and other malignancies. J Nutr 131, 1067S-70S, 2001.
・Lau BH. Suppression of LDL oxidation by garlic compounds is a possible mechanism of cardiovascular health benefit. J Nutr 136, 765S-768S, 2006.
・Li M et al. Antitumor activity of Z-ajoene, a natural compound purified from garlic: antimitotic and microtubule-interaction properties. Carcinogenesis 23, 573-9, 2002.
・Nishikawa et al. Inhibition by ajoene of skin-tumor promotion in mice. Biosci Biotechnol Biochem 66, 2221-3, 2002. Rahman K. Garlic and aging: new insights into an old remedy. Ageing Res Rev 2, 39-56, 2003.
・Taylor P et al., Ajoene inhibits both primary tumor growth and metastasis of B16/BL6

melanoma cells in C57BL/6 mice. Cancer Lett 239, 298-304, 2006.
・Yamada N et al. Prophylactic effects of ajoene on cerebral injury in stroke-prone spontaneously hypertensive rats (SHRSP). Biol Pharm Bull 29, 619-22, 2006.
・Yamada N et al. Improvement of scopolamine-induced memory impairment by Z-ajoene in the water maze in mice. Pharmacol Biochem Behav 78, 787-91, 2006.

## 第3章

・Grant JA et al. Cortical thickness and pain sensitivity in zen mediators. Emotion 10, 43-53, 2010.
・Kjaer TW et al. Increased dopamine tone during meditation-induced change of consciousness. Brain Res Cogn Brain Res 13, 255-9, 2002.
・Lazar SW et al. Meditation experience is associated with increased cortical thickness. Neuroreport 16, 1893-7, 2005.
・Northoff G et al. Cortical midline structures and the self. Trends Cogn Sci 8, 102-7, 2004.
・Pagnoni G et al. Age effects on gray matter volume and attentional performance in Zen meditation. Neurobiol Aging 28, 1623-7, 2007.
・Raichle ME et al. A default mode of brain function. Proc Natl Acad Sci U S A. 98, 676-82, 2001.
・Tang YY et al. Central and autonomic nervous system interaction is altered by short-term meditation. Proc Natl Acad Sci U S A 106, 8865-70, 2009.

## 第4章

・Angevaren M et al. Physical activity and enhanced fitness to improve cognitive function in older people without known cognitive impairment. Cochrane Database Syst Rev 3, CD005381, 2008.
・Baker LD et al. Effects of aerobic exercise on mild cognitive impairment: a controlled trial. Arch Neurol 67, 71-9, 2010.
・Boecker H et al. Positron emission tomography ligand activation studies in the sports sciences: measuring neurochemistry in vivo. Methods 45, 307-18, 2008.
・Bullitt E et al. The effect of exercise on the cerebral vasculature of healthy aged subjects as visualized by MR angiography. AJNR Am J Neuroradiol 30, 1857-63, 2009.
・Cabeza R. Hemispheric asymmetry reduction in older adults: the HAROLD model. Psychol Aging 17, 85-100, 2002.
・Colcombe SJ et al. Aerobic exercise training increases brain volume in aging humans. J Gerontol A Biol Med Sci 61, 1166-70, 2006.
・Erickson KI et al. Aerobic fitness is associated with hippocampal volume in elderly humans. Hippocampus 19, 1030-9, 2009.
・Geda YE et al. Physical exercise, aging, and mild cognitive impairment: a population-

based study. Arch Neurol 67, 80-6, 2010.
・Goto K et al. Hormonal and metabolic responses to slow movement resistance exercise with different durations of concentric and eccentric actions. Eur J Appl Physiol 106, 731-9, 2009.
・Greenwood BN et al. Exercise, learned helplessness, and the stress-resistant brain. Neuromolecular Med 10, 81-98, 2008.
・Harada T et al. Jogging improved performance of a behavioral branching task: implications for prefrontal activation. Neurosci Res 49, 325-37, 2004.
・Ishii K et al. Demonstration of decreased posterior cingulate perfusion in mild Alzheimer's disease by means of H215O positron emission tomography. Eur J Nucl Med 24, 670-3, 1997.
・Lautenschlager NT et al. Effect of physical activity on cognitive function in older adults at risk for Alzheimer disease: a randomized trial. JAMA 300, 1027-37, 2008.
・Menotti A et al. Coronary risk factors predicting early and late coronary deaths. Heart 89, 19-24, 2003.
・Lee CD et al. Physical activity and stroke risk: a meta-analysis. Stroke 34, 2475-81, 2003.
・Pajonk FG et al. Hippocampal plasticity in response to exercise in schizophrenia. Arch Gen Psychiatry 67, 133-43, 2010.
・Qiu C et al. Epidemiology of Alzheimer's disease: occurence, deteminants, and strategies toward intevention.
・Schnohr P et al. Joggers live longer. The Osterbro study [article in Danish]. Ugeskr Laeger 163, 2633-5, 2001.
・Sutoo D et al. Regulation of brain function by exercise. Neurobiol Dis 13, 1^14, 2003.
・Tajiri N et al. Exercise exerts neuroprotective effects on Parkinson's disease model of rats. Brain Res 1310, 200-7, 2010.
・Winter B et al. High impact running improves learning. Neurobiol Learn Mem 87, 597-609, 2007.
・Yamaguchi S et al. Decreased cortical glucose metabolism correlates with hippocampal atrophy in Alzheimer's disease as shown by MRI and PET. J Neruol Neurosurg Psychiatry 62, 596-600, 1997.

## 第5章

・Arendash GW et al. Caffeine protects Alzheimer's mice against cognitive impairment and reduces brain beta-amyloid production. Neuroscience 142, 941-52, 2006.
・Blaha M et al. The effect of caffeine on dilated cerebral circulation and on diagnostic CO2 reactivity testing. J Clin Neurosci 14, 464-7, 2007.
・Brunye TT et al. Caffeine modulates attention network function. Brain Cogn 72, 181-8, 2010.
・Checkoway H et al. Parkinson's disease risks associated with cigarette smoking, alcohol consumption, and caffeine intake. Am J Epidemiol 155, 732-8, 2002.

## 参考文献


- Chen JF et al. Neuroprotection by caffeine and A(2A) adenosine receptor inactivation in a model of Parkinson's disease. J Neurosci 21, RC143, 2001.
- Costa J et al. Caffeine exposure and the risk of Parkinson's disease: a systemic review and meta-analysis of observational studies. J Alzhaimers Dis 2010 Feb 24 (Epub ahead of print).
- Deslandes AC et al. Effects of caffeine on visual evoked potential (P300) and neuromotor performance. Arq Neuropsiquiatr 62, 385-90, 2004.
- Eskelinen MH et al. Caffeine as a protective factor in dementia and Alzheimer's disease. J Alzheimers Dis 2010 Feb 24 (Epub ahead of print).
- Holick CN et al. Coffee, tea, caffeine intake, and risk of adult glioma in three prosptective cohort studies. Cancer Epidemiol Biomarkers Prev 19, 39-47, 2010.
- Kaasinen V et al. Dopaminergic effects of caffeine in the human striatum and thalamus. Neuroreport 15, 281-5, 2004.
- Lopez-Garcia E et al. Coffee consumption and risk of stroke in women. Circulation 119, 1116-23, 2009.
- Tieges Z et al. Caffeine strenghthens action monitoring: evidence from the error-related negativity. Brain Res Cog Brain Res 21, 87-93, 2004.
- Van Dam RM. Coffee consumption and risk of type 2 diabetes, cardiovascular diseases, and cancer. Appl Physiol Nutr Metab 33, 1269-83, 2008.
- Yamato T et al. Modulation of the stress response by coffee: an in vivo microdialysis study of hippocampal serotonin and dopamine levels in rat. Neurosci Lett 31, 87-90, 2002.
- Devinsky O et al. Ictus emeticus: further evidence of nondominant temporal involvement. Neurology 45, 1158-60, 1995.
- Katz AE. Flavonoid and botanical approaches to prostate health. J Altern Complement Med 8, 813-21, 2002.
- Kanadaswami C et al. The antitumro activities of flavonoids. In vivo 2005, 19, 895-909.
- Kramer RE et al. Ictus emeticus: an electroclinical analysis. Neurology 38, 1048-52, 1988.
- Lee YB et al. Evaluation of the preventive effect of isoflavone extract on bone loss in ovariectomized rats. Biosci Biotechnol Biochem 68, 1040-5, 2004.
- Niho N et al. Inhibition of intestinal carcinogenesis by a new flavone derivative, chafuroside, in oolong tea. Cancer Sci 97, 248-51, 2006.
- Van de Weijer PH et al. Isoflavones from red clover (Promensil) significantly reduce menopausal hot flush symptoms compared with placebo. Maturitas 42, 187-93, 2002.


### 第6章


『脳は「論語」が好きだった』 篠浦伸禎著　致知出版社　2011年
『人に向かわず天に向かえ』 篠浦伸禎著　小学館　2009年

## ■ 著者プロフィール

都立駒込病院脳神経外科部長

**篠浦 伸禎**（しのうら のぶさだ）

1958年生まれ。東京大学医学部卒業後、富士脳障害研究所、東京大学医学部付属病院、茨城県立中央病院、都立荏原病院、国立国際医療センターにて脳神経外科医として勤務する。1992年、東京大学医学部の医学博士を取得。同年、シンシナティ大学分子生物学部に留学。帰国後、国立国際医療センターなどで脳神経外科医として勤務。2000年より都立駒込病院脳神経外科医長として活躍し、2009年より同病院脳神経外科部長。脳の覚醒下手術ではトップクラスの実績を誇る。著書に『人に向かわず天に向かえ』（小学館）、『脳は「論語」が好きだった』（致知出版社）など多数。

## ■『新 脳にいい５つの習慣』に寄せて

生活習慣病予防指導士・ファスティングトレーナー

**照井 理奈**（てるい りな）

神奈川県生まれ。日本美セルフケアコンシェルジュ協会代表理事、新医学研究会理事、ホリスティックサロン ユリシスボーテ主宰。アトピー性皮膚炎の子どもを育てる中で食の大切さを痛感し、ファスティングトレーナー、生活習慣病予防指導士、分子栄養学ダイエット指導士、マクロビオティック、ベジマイスターなど多くの食分野を学ぶ。また、耳ツボや顔ツボによる心身・美容のセルフケアの指導者となる。美容と健康の講師として、企業やカルチャースクール等で活躍中。主宰サロンでは、メタトロンを使った個人セッションも行う。著書に『らくわく！１ＤＡＹファスティング』（VOICE）がある。

■ブログhttps://ameblo.jp/ulyssesbutterfly1219/

■ユリシスボーテ https://ulyssesbeaute.com/

食生活アドバイザー・元松井病院食養内科顧問

**児玉 陽子**（こだま ようこ）

1936年3月、台湾・台北市生まれ。55年に皮膚病、59年に結核を発症。東邦大学病院の日野厚博士の指導により「日野式食養」を実践し快癒。以来、食養研究を始め、69年から公益財団法人・河野臨牀医学研究所（東京都品川区）で食養指導を開始。78年には日野博士とともに、日本初の「食養内科」を松井病院（東京都大田区）に設けて食養指導を実施。95年、同病院顧問に。現在はフリーランスの立場で、食生活についての指導・啓蒙活動を行っている。著書に『臨床栄養と食事改善指導』（緑書房）、『アレルギーにならないための離乳食』（同）などがある。

# 新 脳にいい５つの習慣


発 行 日　2020年3月10日　初刷
著　　者　篠浦伸禎
発 行 人　谷 正風
発 行 所　株式会社 YUKAZE
〒901-1302 沖縄県島尻郡与那原町上与那原39-1
Tel : 098-944-1251
HP : http://yukaze.co.jp
印刷・製本　株式会社サンニチ印刷




ISBN978-4-908552-29-8